浙派中医丛书·原著系列第一辑

# 格致余论

元·朱震亨 撰

施仁潮 余凯 校注

全国百佳图书出版单位

中国中医药出版社

·北京·

**图书在版编目（CIP）数据**

格致余论 /（元）朱震亨撰；施仁潮，余凯校注 . —北京：中国中医药出版社，2021.8

（浙派中医丛书）

ISBN 978 – 7 – 5132 – 6951 – 3

Ⅰ .①格…　Ⅱ .①朱…　②施…　③余…　Ⅲ .①医论—中国—元代　Ⅳ .① R2-53

中国版本图书馆 CIP 数据核字（2021）第 078460 号

中国中医药出版社出版

北京经济技术开发区科创十三街 31 号院二区 8 号楼

邮政编码　100176

传真　010-64405721

山东润声印务有限公司印刷

各地新华书店经销

开本 710×1000　1/16　印张 6　字数 63 千字

2021 年 8 月第 1 版　2021 年 8 月第 1 次印刷

书号　ISBN 978 – 7 – 5132 – 6951 – 3

定价　29.00 元

网址　www.cptcm.com

服 务 热 线　010-64405720

购 书 热 线　010-89535836

维 权 打 假　010-64405753

微信服务号　zgzyycbs

微商城网址　https://kdt.im/LIdUGr

官 方 微 博　http://e.weibo.com/cptcm

天猫旗舰店网址　https://zgzyycbs.tmall.com

如有印装质量问题请与本社出版部联系（010-64405510）

# 《浙派中医丛书》组织机构

## 指导委员会

**主任委员** 谢国建　肖鲁伟　范永升　柴可群

**副主任委员** 蔡利辉　胡智明　黄飞华　王晓鸣

**委　　员** 郑名友　陈良敏　李亚平　程　林　赵桂芝

## 专 家 组

**组　长** 盛增秀　朱建平

**副组长** 肖鲁伟　范永升　连建伟　王晓鸣　刘时觉

**成　员**（以姓氏笔画为序）

王　英　朱德明　竹剑平　江凌圳　沈钦荣

陈永灿　郑　洪

## 项目办公室

**办公室** 浙江省中医药研究院中医文献信息研究所

**主　任** 江凌圳

**副主任** 庄爱文　李晓寅

# 总　序

　　浙江位居我国东南沿海，地灵人杰，人文荟萃，文化底蕴十分深厚，素有"文化之邦"的美誉。就拿中医中药来说，在其发展的历史长河中，历代名家辈出，著述琳琅满目，取得了极其辉煌的成就。

　　由于浙江省地域不同，中医传承脉络有异，从而形成了一批各具特色的医学流派，使中医学术呈现出百花齐放、百家争鸣的繁荣景象。其中丹溪学派、温补学派、钱塘医派、永嘉医派、绍派伤寒等最负盛名，影响遍及海内外。临床各科更是异彩纷呈，涌现出诸多颇具名望的专科流派，如宁波宋氏妇科和董氏儿科、湖州凌氏针灸、武康姚氏世医、桐乡陈木扇女科、萧山竹林寺女科、绍兴三六九伤科，等等，至今仍为当地百姓的健康保驾护航，厥功甚伟。

　　值得一提的是，古往今来，浙江省中医药还出现了为数众多的知名品牌，如著名道地药材"浙八味"，名老药店"胡庆余堂"等，更是名驰遐迩，誉享全国。由是观之，这些宝贵的学术流派和中医药财富，很值得传承与弘扬。

　　有鉴于此，浙江省中医药学会为发扬光大浙江省中医药学术流派精华，凝练浙江中医药学术流派的区域特点和学术内涵，由对浙江中医药学术流派有深入研究的浙江中医药大学原校长范永升教授亲自领衔，凝心聚力，集思广益，最终打出了"浙派中医"这面能代表浙江省中医药特色、优势和成就的大旗。此举，得到了浙江省委省政府、省卫健委和省中医药管理局的热情鼓励和大力支持。《中共浙江省委省

总序

1

人民政府关于促进中医药传承创新发展的实施意见》中提出要"打造'浙派中医'文化品牌，实施'浙派中医'传承创新工程，深入开展中医药文化推进行动计划。加强中医药传统文献研究，编撰'浙派中医'系列丛书"。浙江省中医药学会先后在省内各地多次举办有关"浙派中医"的巡讲和培训等学术活动，气氛热烈，形势喜人。

浙江省中医药研究院中医文献信息研究所为贯彻习近平总书记关于中医药工作的重要论述精神和浙江省委省政府《关于促进中医药传承创新发展的实施意见》，结合该所的专业特长，组织省内有关单位和人员，主动申报并承担了浙江省中医药科技计划"《浙派中医》系列研究丛书编撰工程"，省中医药管理局将其列入中医药现代化专项。在课题实施过程中，项目组人员不辞辛劳，在广搜文献、深入调研的基础上，按《浙派中医丛书》编写计划，分原著系列、专题系列、品牌系列三大板块，殚心竭力地进行编撰。目前首批专著即将付梓，我感到非常欣慰。

我生在浙江，长在浙江，在浙江从事中医药事业已经五十余年，虽然年近九秩，但是继承发扬中医药的初心不改。我十分感谢为首批专著出版付出辛勤劳作的同志们。专著的陆续出版，必将为我省医学史的研究增添浓重一笔；必将会对我省乃至全国中医药学术流派的传承和创新起到促进作用。我更期望我省中医人努力奋斗，砥砺前行，将"浙派中医"的整理研究工作做得更好，把这张"金名片"擦得更亮，为建设浙江中医药强省做出更大的贡献。

葛琳仪

写于辛丑年孟春

注：葛琳仪，国医大师、浙江中医学院原院长

# 前　言

　　"浙派中医"是浙江省中医学术流派的概称，是浙江省中医药学术的一张熠熠生辉的"金名片"。近年来，在上级主管部门的支持下，浙江省中医界正在开展规模宏大的浙派中医的传承和弘扬工作，根据浙江省卫生健康委员会、浙江省文化和旅游厅、浙江省中医药管理局印发的《浙江省中医药文化推进行动计划》（2019—2025 年）的通知精神，特别是主要任务中打造"浙派中医"文化品牌——编撰中医药文化丛书，梳理浙江中医药发展源流与脉络，整理医学文献古籍，出版浙江中医药文化、"浙派中医"历代文献精华、名医学术精华、流派世家研究精华、"浙产名药"博览等丛书，全面展现浙江中医药学术与文化成就。根据这一任务，2019 年浙江省中医药研究院中医文献信息研究所策划了《浙派中医丛书》（原著、专题、品牌系列）编撰工程，总体计划出书 60 种，得到浙江省中医药现代化专项的支持，立项（项目编号 2020ZX002）启动。

　　《浙派中医丛书》原著系列指对"浙派中医"历代文献精华，特别是重要的代表性古籍，按照中华中医药学会 2012 年版《中医古籍整理规范》进行整理研究，包括作者和成书考证、版本调研、原文标点、注释、校勘、学术思想研究等，形成传世、通行点校本，陆续出版，尤其是对从未整理过的善本、孤本进行影印出版，以期进一步整理研究；专题系列指对"浙派中医"的学派、医派、中医专科流派等进行系统地介绍，深入挖掘其临床经验和学术思想，切实地做好文献为临床服务；品牌系列指将名医杨继洲、朱丹溪，名店胡庆余堂，名药浙八味等在浙江地域甚至国内外享有较高知名度的人、物进行整理研究编纂成书，突出文化内涵和打造文化品牌。

《浙派中医丛书》从 2020 年启动以来，得到了浙江省人民政府、浙江省卫生健康委员会、浙江省中医药管理局的大力支持，得到了浙江省内和国内对浙派中医有长期研究的文献整理研究人员的积极参与，涉及单位逾十家，作者上百位，一个共同的心愿，就是要把"浙派中医"这张"金名片"擦得更亮，进一步提高浙江中医药大省在海内外的知名度和影响力。

2020 年，我们经历了新冠肺炎疫情，版本调研多次受阻，线下会议多次受到影响，专家意见反复碰撞，尽管任务艰巨，但我们始终满怀信心，在反复沟通中摸索，在不断摸索中积累，终于在春暖花开之际，原著系列第一辑刊印出版，为今后专题系列、品牌系列书籍的陆续问世开了一个好头。

科学有险阻，苦战能过关。只要我们艰苦奋斗，协作攻关，《浙派中医丛书》的编撰工程，一定能胜利完成，殷切期望读者多提宝贵意见和建议，使我们将这项功在当代，利在千秋的大事做得更强更好。

《浙派中医丛书》编委会

2021 年 4 月

# 校注说明

## 一、作者简介

朱震亨（1282—1358），字彦修，元代著名医学家，因世居婺州（今浙江金华）义乌县赤岸，故世人尊称丹溪翁、丹溪先生。朱丹溪年三十因母患脾病，读《素问》而涉医。三十六岁从朱熹四传弟子许谦学习理学；四十岁时，因许氏病久，勉其学医，遂弃儒致力于医，从学于刘完素的再传弟子罗知悌。丹溪之学，源于《素问》《难经》，深受理学影响，兼采刘河间、张从正、李东垣诸家之长，尤其在滋阴降火的理论和实践方面独有创见，对后世医学的发展产生了重大影响。丹溪被推奉为"养阴派"的代表人物，与刘完素、张从正、李杲并称为"金元四大家"。著有《格致余论》《局方发挥》《本草衍义补遗》等，《格致余论》为其代表作。

## 二、版本简介

《格致余论》成书于元至正七年（1347），元代即有刻本问世，但未见传世。后人曾将丹溪的代表著作《格致余论》《局方发挥》合刊，书名分别为《东垣格致》《东垣局方》，清代康有为曾做鉴定（业内称康有为鉴定元刻本），由镇江市图书馆收藏。经实地调研，镇江市图书馆馆藏的康有为鉴定本为善本，实为明刻本。

《格致余论》有多种不同的明刻本存世。明代王肯堂辑录自《黄帝内经》到明代的重要医著44种，名《古今医统正脉全书》，于明万历二十九年（1601）由吴学勉校刻，其中收录有《格致余论》。吴勉学、吴中珩父子校勘的医学丛书《东垣十书》，《格致余论》亦收录其中。

清代有《丹溪全书十种》，作者不详，是书刊于清光绪二十六年（1900），共汇辑《格致余论》《局方发挥》《丹溪心法》等书共 10 种，虽以"丹溪"命名，实际是朱丹溪、王履、李杲等人著作的合编。

清代纪昀等编撰的《钦定四库全书·子部·医家类》亦收录有《格致余论》。

本次整理，以镇江市图书馆馆藏的康有为鉴定本（明刻本）为底本，明万历二十九年（1601）《古今医统正脉全书》本（简称正脉本）为主校本，岭南云林阁《东垣十书》本（简称云林阁本）、清光绪二十六年庚子（1900）《丹溪全书十种》本（简称庚子本）、《四库全书》影印本（简称四库本）等为参校本。以《黄帝内经》《金匮要略》《素问玄机原病式》《玉机微义》作为他校。

## 三、校注方法

按照中华中医药学会发布的《中医古籍整理规范》（2012 年）要求，校勘采取对校、本校、他校、理校"四校"综合运用，以对校、他校为主，辅以本校，理校较少用之。现将本次校注的具体原则说明如下。

1. 底本为繁体字竖排，现改为简体字横排，并加现代标点符号。原书共四十二篇，每篇为一段，为阅读方便，本次整理根据内容重新进行分段。

2. 凡底本与校本文字不一，若显系底本错讹而校本正确者，据校本改正或增删底本原文，并出校记；凡校本有误而底本不误者不出校记。

3. 底本文字引用他书论述，每有剪裁省略，对于不失原意者，不做改动；对引文与原意有悖者，则予以校勘并说明。引用《灵枢》《素问》等篇名时，加用书名号；书名与篇名同时引用时，用书名号，书名与篇名间用"·"隔开，其中泛言"经云""经谓"时，则不加书名号。

4. 书中出现的难字、生僻字，均于首见处诠注，注音采取拼音和直音相结合的方法，如无浅显的同音汉字，则只标拼音。对费解的字和词、成语、典故等，予以训释，用浅显的文句解释其含义。

5. 凡原书中异体字、俗写字、古今字，予以径改，不出注。通假字，保留原字，并于首见处出注说明。

6. 底本中标示方位的"右""左"，均径改为"上""下"。

7. 在校注的基础上，撰写"校注后记"，对作者的生平著述、学术渊源、学术思想等做了考证和探讨。

同时在此对本书点校过程中给予帮助的专家表示衷心感谢。

限于我们的水平，书中存在的缺点和错误，敬请同道指正。

校注者

2021 年 4 月

# 序<sup>①</sup>

《素问》，载道之书也。词简而义深，去古渐远，衍文错简，仍或有之，故非吾儒不能读。学者以易心求之，宜其茫若望洋，淡如嚼蜡。遂直以为古书不宜于今，厌而弃之，相率以为《局方》<sup>②</sup>之学。间有读者，又以济其方技，漫不之省。医道隐晦，职此之由，可叹也。

震亨三十岁时，因母之患脾疼，众工束手，由是有志于医，遂取《素问》读之，三年似有所得。又二年，母氏之疾，以药而安。因追念先子之内伤，伯考<sup>③</sup>之瞀闷，叔考<sup>④</sup>之鼻衄，幼弟之腿痛，室人之积痰，一皆殁于药之误也。心胆摧裂，痛不可追，然犹虑学之未明。至四十岁，复取而读之，顾以质钝，遂朝夕钻研，缺其所可疑，通其所可通。又四年，而得罗太无<sup>⑤</sup>讳知悌者为之师。因见河间、戴人、东垣、海藏诸书，始悟湿热相火为病甚多。又知医之为书，非《素问》无以立论，非《本草》无以立方。有方无论，无以识病，有论无方，何以模仿。

夫假说问答，仲景之书也，而详于外感；明著性味，东垣之书也，而详于内伤。医之为书，至是始备，医之为道，至是始明，由是

---

① 序：此序原缺，据正脉本补。
② 局方：《太平惠民和剂局方》，系宋代官府组织编写的大型方书。
③ 伯考：对已故伯父的称呼。
④ 叔考：对已故叔叔的称呼。
⑤ 罗太无：即罗知悌，系宋末元初医学家，太无是其号，学宗刘完素，旁通张从正、李东垣之说，朱丹溪从其学。

不能不致疑于《局方》也。《局方》流行，自宋迄今，罔间南北，翕然而成俗，岂无其故哉！徐而思之，湿热相火，自王太仆注文，已成湮没，至张、李诸老，始有发明。人之一身，阴不足而阳有余，虽谆谆然见于《素问》，而诸老犹未表彰，是宜《局方》之盛行也。

震亨不揣芜陋，陈于编册，并述《金匮》之治法，以证《局方》之未备，间以己意附之于后。古人以医为吾儒格物致知①一事，故目其篇曰《格致余论》，未知其果是否耶？后之君子，幸改而正诸。

---

① 格物致知：指推究事物的原理，方能获得不尽的知识。《礼记·大学》："致知在格物，物格而后知至。"

# 目　录

# 饮食色欲箴序

《传》曰：饮食男女，人之大欲存焉。予每思之，男女之欲，所关甚大，饮食之欲，于身尤切，世之沦胥<sup>①</sup>陷溺于其中者，盖不少矣。苟志于道，必先于此究心焉。因作饮食、色欲二箴，以示弟侄，并告诸同志云。

## ◈ 饮食箴

人身之贵，父母遗体，为口伤身，滔滔皆是。人有此身，饥渴洊<sup>②</sup>兴，乃作饮食，以遂其生。眷<sup>③</sup>彼昧者，因纵口味，五味之过，疾病蜂起。病之生也，其机甚微，馋涎所牵，忽而不思。病之成也，饮食俱废，忧贻父母，医祷百计。山野贫贱，淡薄是谙，动作不衰，此身亦安。均气同体，我独多病，悔悟一萌，尘开镜净。曰节饮食，《易》之象辞，养小失大，孟子所讥。口能致病，亦败尔德，守口如瓶，服之无斁<sup>④</sup>。

---

① 沦胥：《毛传》："沦，率也。"郑玄笺："胥，相。"其义为相率，指相率牵连，泛指沦陷、沦丧。

② 洊：通"荐"，再，屡次，接连。《易经·坎卦·象曰》："水洊至，习坎。"

③ 眷：回顾。

④ 服之无斁（yì译）：出自《诗经·南周·葛覃》："是刈是濩，为絺为绤，服之无斁。"郑玄笺："斁，厌也。"意为割藤蒸煮织麻，织细布织粗布，做衣穿着不厌弃。这里借指戒口欲也不要厌弃。

## ❀ 色欲箴

惟人之生，与天地参，坤道成女，乾道成男<sup>①</sup>。配为夫妇，生育攸寄，血气方刚，惟其时矣。成之以礼，接之以时，父子之亲，其要在兹。眷彼昧者，徇情纵欲，惟恐不及，济以燥毒。气阳血阴，人身之神，阴平阳秘，我体长春。血气几何，而不自惜，我之所生，翻为我贼。女之耽兮，其欲实多，闺房之肃，门庭之和。士之耽兮，其家自废，既丧厥德，此身亦瘁。远彼帷薄<sup>②</sup>，放心乃收，饮食甘美，身安病瘳。

# 阳有余阴不足论

人受天地之气以生，天之阳气为气，地之阴气为血，故气常有余，血常不足。何以言之？天地为万物父母，天，大也，为阳，而运于地之外；地，居天之中为阴，天之大气举之。日，实也，亦属阳，而运于月之外；月，缺也，属阴，禀日之光以为明者也。人身之阴气，其消长视月之盈缺，故人之生也，男子十六岁而精通，女子十四岁而经行。是有形之后，犹有待于乳哺水谷以养，阴气始成，而可与阳气为配，以能成人，而为人之父母。古人必近三十、二十而后嫁娶，可见阴气之难于成，而古人之

---

① 坤道成女乾道成男：乾坤交感，二气变合，有了男女。乾坤，指天地之气；乾为父，坤为母。道，乃气之交感通达。万物都是乾坤交感而生。

② 帷薄：原指帷幕和帘子，这里引申为男女欢合。

善于摄养也。《礼记》注曰：惟五十然后养阴者有以加。《内经》曰：年至四十，阴气自半，而起居衰矣。又曰：男子六十四岁而精绝，女子四十九岁而经断。夫以阴气之成，止供给得三十年之视听言动，已先亏矣，人之情欲无涯，此难成易亏之阴气，若之何而可以供给也？

经曰：阳者，天气也，主外；阴者，地气也，主内。故阳道实，阴道虚。又曰：至阴虚，天气绝；至阳盛，地气不足。观虚与盛之所在，非吾之过论。

主闭藏者，肾也，司疏泄者，肝也，二脏皆有相火，而其系上属于心。心，君火也，为物所感则易动，心动则相火亦动，动则精自走，相火翕然而起，虽不交会，亦暗流而疏泄矣。所以圣贤只是教人收心、养心，其旨深矣。

天地以五行更迭衰旺而成四时，人之五脏六腑亦应之而衰旺。四月属巳，五月属午①，为火大旺，火为肺金之夫，火旺则金衰。六月属未，为土大旺，土为水之夫，土旺则水衰。况肾水常借肺金为母，以补助其不足，故《内经》谆谆于资其化源也。古人于夏，必独宿而淡味，兢兢业业于爱护也。保养金水二脏，正嫌火土之旺尔。《内经》曰：冬不藏精者，春必病温。十月属亥，十一月属子，正火气潜伏闭藏，以养其本然之真，而为来春发生升动之本。若于此时恣嗜欲以戕贼，至春深②之际，下无根本，阳气轻浮，必有温热之病。夫夏月火土之旺，冬月火气之伏，此

---

①四月属巳五月属午：古代按"干支纪月"，把十二地支与十二月搭配，以冬至所在十一月配地支的子，按序排列。一月寅，二月卯，三月辰，四月巳，五月午，六月未，七月申，八月酉，九月戌，十月亥，十一月子，十二月丑。所以说"四月属巳，五月属午"。下文中的"六月属未""十月属亥""十一月属子"，即由此而来。

②深：正脉本作"升"。

论一年之虚耳。若上弦前、下弦后，月廓月空，亦为一月之虚。大风大雾，虹霓飞电，暴寒暴热，日月薄蚀，忧愁忿怒，惊恐悲哀，醉饱劳倦，谋虑勤动，又皆为一日之虚。若病患初退，疮痏正作，尤不止于一日之虚。今日①多有春末夏初，患头痛脚软，食少体热，仲景谓春夏剧，秋冬差，而脉弦大者，正世俗所谓疰夏病。若犯此四者之虚，似难免此。夫当壮年，便有老态，仰事俯育，一切隳②坏。兴言至此，深可惊惧。古人谓不见所欲，使心不乱。夫以温柔之盛于体，声音之盛于耳，颜色之盛于目，馨香之盛于鼻，谁是铁汉，心不为之动也？善摄生者，于此五个月，出居于外，苟值一月之虚，亦宜暂远帷幕，各自珍重，保全天和，期无负敬身之教，幸甚！

## 治病必求其本论

病之有本，犹草之有根也。去叶不去根，草犹在也。治病犹去草，病在脏而治腑，病在表而攻里，非惟戕贼胃气，抑且资助病邪，医云乎哉！

族叔祖，年七十，禀甚壮，形甚瘦，夏末患泄利至深秋，百方不应。予视之曰：病虽久而神不悴，小便涩少而不赤，两手脉俱涩而颇弦。自言膈微闷，食亦减，因悟曰：此必多年沉积，

---

① 今日：《古今医统大全·虚损门》引丹溪语作"人"，义胜。
② 隳（huī 灰）：毁坏。

僻<sup>①</sup>在胃肠。询其平生喜食何物，曰：我喜食鲤鱼，三年无一日缺。予曰：积痰在肺。肺为大肠之脏，宜大肠之本不固也，当与澄其源而流自清。以茱萸、陈皮、青葱、蓲苢<sup>②</sup>根、生姜煎浓汤，和以砂糖，饮一碗许，自以指探喉中。至半时辰，吐痰半升许，如胶，是夜减半。次早又饮，又吐半升而利止。又与平胃散<sup>③</sup>加白术、黄连，旬日而安。

东阳王仲延遇诸途，来告曰：我每日食物必屈曲自膈而下，且硬涩作微痛，它无所苦，此何病？脉之，右甚涩而关尤沉，左却和。予曰：污<sup>④</sup>血在胃脘之口，气因郁而为痰，此必食物所致。明以告我，彼亦不自觉。予又曰：汝去腊食何物为多？曰：我每日必早饮点剁酒两三盏，逼寒气。为制一方，用韭汁半银盏，冷饮细呷之，尽韭叶半斤而病安。已而果然。

又，一邻人，年三十余，性狡而躁，素患下疳疮，或作或止。夏初患自利，膈上微闷，医与治中汤两帖，昏闷若死，片时而苏。予脉之，两手皆涩，重取略弦似数。予曰：此下疳疮之深重者。与当归龙荟丸去麝，四帖而利减，又与小柴胡去半夏，加黄连、芍药、川芎、生姜煎，五六帖而安。

彼三人者，俱是涩脉，或弦或不弦，而治法迥别，不求其本，何以议药！

---

① 僻：庚子本作"癖"。
② 蓲苢：庚子本作"芦荟"。
③ 平胃散：四库本作"平胃饮"。
④ 污：庚子本作"瘀"。

# 涩脉论

人一呼脉行三寸，一吸脉行三寸，呼吸定息，脉行六寸；一昼一夜，一万三千五百息，脉行八百一十丈，此平人血气运行之定数也。医者欲知血气之病与不病，非切脉不足以得之。

脉之状不一，载于《脉经》者，二十有四，浮、沉、芤、滑、实、弦、紧、洪、微、缓、涩、迟、伏、濡、弱、数、细、动、虚、促、结、代、革、散，其状大率多兼见。人之为病有四，曰寒曰热，曰实曰虚，故学脉者，亦必以浮、沉、迟、数为之纲，以察病情，此不易之论也。

然涩之见，固多虚寒，亦有痼热为病者。医于指下见有不足之气象，便以为虚，或以为寒，孟浪与药，无非热补，轻病为重，重病为死者多矣。何者？人之所借以为生者，血与气也。或因忧郁，或因厚味，或因无汗，或因补剂，气腾血沸，清化为浊，老痰宿饮，胶固杂糅[1]，脉道阻涩，不能自行，亦见涩状。若重取至骨，来似有力且带数，以意参之，于证验之，形气但有热证，当作痼热可也。此论为初学者发，圆机之士，必以为赘。

东阳吴子，方年五十，形肥味厚，且多忧怒，脉常沉涩，自春来得痰气病，医认为虚寒，率与燥热香窜之剂。至四月间，两足弱，气上冲，饮食减，召予治之。予曰：此热郁而脾虚，痿厥

---

① 杂糅（róu 柔）：混杂。

之证作矣。形肥而脉沉，未是死证，但药邪太盛，当此火旺，实难求生。且与竹沥下白术膏，尽二斤，气降食进，一月后大汗而死。书此以为诸贤覆辙戒云。

# 养老论

人生至六十、七十以后，精血俱耗，平居无事，已有热证，何者？头昏目眵，肌痒溺数，鼻涕牙落，涎多寐少，足弱耳聩，健忘眩晕，肠燥面垢，发脱眼花，久坐兀睡，未风先寒，食则易饥，笑则有泪，但是老境，无不有此。

或曰：《局方》乌附丹剂，多与老人为宜，岂非以其年老气弱下虚，理宜温补？今子皆以为热，乌附丹剂将不可施之老人耶？余晓之曰：奚止乌附丹剂不可妄用，至于好酒腻肉、湿面油汁、烧炙煨炒、辛辣甜滑，皆在所忌。

或曰：子何愚之甚耶？甘旨①养老，经训具在，为子为妇，甘旨不及，孝道便亏，而吾子之言若是，其将有说以通之乎？愿闻其略。予愀然应之曰：正所谓道并行而不悖者，请详言之。古者，井田②之法行，乡闾③之教兴，人知礼让，比屋可封，肉

---

① 甘旨：味美的食品。
② 井田：将田里的土地划成方块，成井字形。
③ 乡闾：古以二十五家为闾，一万二千五百家为乡，因以"乡闾"泛指民众聚居之处。

食不及幼壮，五十才方食肉。今<sup>①</sup>强壮恣饕<sup>②</sup>，比及五十，疾已蜂起，气耗血竭，筋柔骨痿，肠胃壅阏<sup>③</sup>，涎沫充溢。而况人身之阴难成易亏，六七十后，阴不足以配阳，孤阳几欲飞越，因天生胃气尚尔留连，又借水谷之阴，故羁縻<sup>④</sup>而定耳。所陈前证，皆是血少。《内经》曰：肾恶燥。乌附丹剂，非燥而何？夫血少之人，若防风、半夏、苍术、香附，但是燥剂且不敢多，况乌附丹剂乎！

或者又曰：一部《局方》，悉是温热养阳，吾子之言，无乃谬妄乎？予曰：《局方》用燥剂，为劫湿病也，湿得燥则豁然而收。《局方》用暖剂，为劫虚病也。补肾不如补脾，脾得温则易化而食味进，下虽暂虚，亦可少回。《内经》治法，亦许用劫，正是此意，盖为质厚而病浅者设，此亦儒者用权之意。若以为经常之法，岂不大误。彼老年之人，质虽厚，此时亦近乎薄；病虽浅，其本亦易以拨，而可以劫药取速效乎？若夫形肥者血少，形瘦者气实，间或有可用劫药者，设或失手，何以取救？吾宁稍迟，计出万全，岂不美乎！乌附丹剂，其不可轻饵也明矣。

至于饮食，尤当谨节。夫老人内虚脾弱，阴亏性急，内虚胃热则易饥而思食，脾弱难化则食已而再饱，阴虚难降则气郁而成痰。至于视听言动，皆成废懒；百不如意，怒火易炽；虽有孝子顺孙，亦是动辄扼腕，况未必孝顺乎！所以物性之热者，炭火制作者，气之香辣者，味之甘腻者，其不可食也明矣。虽然肠胃

---

① 今：原无，据庚子本补。
② 饕（tāo 滔）：贪食。《说文》："饕，贪也。"
③ 阏（è 饿）：壅塞。
④ 羁縻：犹言束缚。羁，系住；縻，牵系，束缚。王延寿《王孙赋》："遂缨络而羁縻。"

坚厚，福气深壮者，世俗观之，何妨奉养，纵口固快一时，积久必为灾害。由是观之，多不如少，少不如绝。爽口作疾，厚味腊毒<sup>①</sup>，前哲格言，犹在人耳，可不慎欤！

或曰：如子之言，殆将绝而不与，于汝安乎？予曰：君子爱人以德，小人爱人以姑息，况施于所尊者哉。惟饮与食，将以养生，不以致疾，若以所养，转为所害，恐非君子之所谓孝与敬也。然则，如之何则可？曰：好生恶死，好安恶病，人之常情。为子为孙，必先开之以义理，晓之以物性，旁譬曲喻，陈说利害，意诚辞确，一切以敬慎行之。又次以身先之，必将有所感悟，而无扞格<sup>②</sup>之逆矣。吾子所谓绝而不与，施于有病之时，尤是孝道。若无病之时，量酌可否？以时而进，某物不食，某物代之，又何伤于孝道乎？若夫平居闲话，素无开导诱掖<sup>③</sup>之言，及至饥肠已鸣，馋涎已动，饮食在前，馨香扑鼻，其可禁乎？经曰：以饮食忠养之。忠之一字，恐与此意合，请勿易看过。

予事老母，固有愧于古者，然<sup>④</sup>母年逾七旬，素多痰饮，至此不作，节养有<sup>⑤</sup>道，自谓有术。只因大便燥结，时以新牛乳、猪脂和糜粥中进之，虽以暂时滑利，终是腻物积多。次年夏时，郁为黏痰，发为胁疮，连日作楚，寐兴陨获<sup>⑥</sup>。为之子者，置身

---

① 厚味腊毒：腊，原作"措"，据文义改。厚味腊毒：味美者毒烈。《国语·周语下》："高位实疾颠，厚味实腊毒。"味道愈鲜美，其实毒性愈大。

② 扞（hàn 汉）格：互相抵触。

③ 诱掖：引导扶植。《诗经·陈风·衡门》："衡门，诱僖公也，愿而无立志，故作是诗以诱掖其君也。"孔颖达疏："诱掖者，诱谓在前导之，掖谓在旁扶之，故以掖为扶持也。"

④ 然：四库本作"先"。

⑤ 有：四库本作"女"。

⑥ 陨获：处境困苦而灰心丧志。《礼记·儒行》："儒有不陨获于贫贱。"郑玄注："陨获，困迫失志之貌。"指处境困苦而灰心丧志。

无地。因此苦思而得节养之说，时进参、术等补胃补血之药，随天令加减，遂得大腑不燥，面色莹洁，虽觉瘦弱，终是无病，老境得安，职此之由也。因成一方，用参、术为君，牛膝、芍药为臣，陈皮、茯苓为佐，春加川芎，夏加五味、黄芩、麦门冬，冬加当归身，倍生姜。一日或一帖，或二帖，听其小水才觉短少，便进此药。小水之长如旧，即是却病捷法。

后到东阳，因闻老何安人性聪敏，七十以后，稍觉不快，便却粥数日，单进人参汤数帖而止。后九十余，无疾而卒。以其偶同，故笔之以求是正。

## 慈幼论

人生十六岁以前，血气俱盛，如日方升，如月将圆，惟阴长不足，肠胃尚脆而窄，养之之道，不可不谨。

童子不衣裘帛，前哲格言，俱在人耳。裳，下体之服；帛，温软甚于布也；裘皮衣，温软甚于帛也[①]。盖下体主阴，得寒凉则阴易长，得温暖则阴暗消，是以下体不与帛绢夹厚温暖之服，恐妨阴气，实为确论。

血气俱盛，食物易消，故食无时。然肠胃尚脆而窄，若稠黏干硬，酸咸甜辣，一切鱼肉、木果、湿面、烧炙、煨炒，但是发热难化之物，皆宜禁绝。只与干柿、熟菜、白粥，非惟无病，且

---

① 裘皮衣温软甚于帛也：正脉本无此九字。

不纵口，可以养德。此外生栗味咸，干柿性凉，可为养阴之助。然栗大补，柿大涩，俱为难化，亦宜少与。妇人无知，惟务姑息，畏其啼哭，无所不与，积成痼疾<sup>①</sup>，虽悔何及。所以富贵骄养，有子多病，迨至成人，筋骨柔弱，有疾则不能忌口以自养，居丧则不能食素以尽礼，小节不谨，大义亦亏，可不慎欤！

至于乳子之母，尤宜谨节。饮食下咽，乳汁便通；情欲动中，乳脉便应；病气到乳，汁必凝滞。儿得此乳，疾病立至，不吐则泻，不疮则热，或为口糜，或为惊搐，或为夜啼，或为腹痛。病之初来，其溺必甚少，便须询问，随证调治，母安亦安，可消患于未形也。夫饮食之择，犹是小可，乳母禀受之厚薄，情性之缓急，骨相之坚脆，德行之善恶，儿能速肖，尤为关系。

或曰：可以已矣。曰：未也。古之胎教，具在方册，愚不必赘。若夫胎孕致病，事起茫昧，人多玩忽，医所不知。儿之在胎，与母同体，得热则俱热，得寒则俱寒，病则俱病，安则俱安。母之饮食起居，尤当慎密。

东阳张进士次子，二岁，满头有疮，一日疮忽自平，遂患痰喘。予视之曰：此胎毒也，慎勿与解利药。众皆愕然。予又曰：乃母孕时所喜何物？张曰：辛辣热物，是其所喜。因口授一方，用人参、连翘、芎、连<sup>②</sup>、生甘草、陈皮、芍药、木通，浓煎，沸汤入竹沥与之，数日而安。或曰：何以知之？曰：见其精神昏倦，病受得深，决无外感，非胎毒而何？

予之次女，形瘦性急，体本有热，怀孕三月，适当夏暑，口渴思水，时发小热，遂教以四物汤加黄芩、陈皮、生甘草、木

---

① 痼疾：四库本作"疥疾"。
② 芎连：四库本作"黄连"。

通，因懒于煎煮，数帖而止。其后此子二岁，疮痍遍身，忽一日其疮顿愈，数日遂成痎疟。予曰：此胎毒也。疮若再作，病必自安。已而果然。若于孕时确守前方，何病之有？

又陈氏女，八岁时得痫病，遇阴雨则作，遇惊亦作，口出涎沫，声如羊鸣。予视之曰：此胎受惊也。其病深痼，调治半年，病亦可安。仍须淡味以佐药功，与烧丹元，继以四物汤入黄连，随时令加减，半年而安。

## 夏月伏阴在内论

天地以一元之气化生万物，根于中者曰神机，根于外者曰气血，万物同化① 一气。人灵于物，形与天地参而为三者，以其得气之正而通也。故气升亦升，气浮亦浮，气降亦降，气沉亦沉。

人与天地同一橐籥②，子月一阳生，阳初动也；寅月三阳生，阳初出于地也，此气之升也；巳月六阳生，阳尽出于上矣，此气之浮也。人之腹属地气，于此时浮于肌表，散于皮毛，腹中虚矣。经曰：夏月经满，地气溢满，入经络受血，皮肤充实。长夏气在肌肉，所以表实。表实者，里必虚。世言夏月伏阴在内，此阴字有虚之义，若作阴冷看，其误甚矣。

或曰：以手扪腹，明知其冷，非冷而何？前人治暑病，有

---

① 化：正脉本作"此"。
② 橐籥（tuó yuè 佗跃）：古代冶炼鼓风吹火用的器具。《老子·五章》："天地之间，其犹橐籥乎，虚而不屈，动而愈出。"这里比喻动力、源泉。

玉①龙丸、大顺散、桂苓丸、单煮良姜与缩脾饮用②草果等，皆行温热之剂，何吾子不思之甚也。予曰：春夏养阳，王太仆谓春食凉，夏食寒，所以养阳也，其意可见矣。若夫凉台水馆、大扇风车、阴水寒泉、果冰雪凉之伤，自内及外，不用温热，病何由安？详玩其意，实非为内伏阴而用之也。前哲又谓升降浮沉则顺之，寒热温凉则逆之。若于夏月火令之时，妄投温热，宁免实实虚虚之患乎？

或曰：巳月纯阳，于理或通。五月一阴，六月二阴，非阴冷而何？予曰：此阴之初动于地下也。四阳浮于地上，燔灼焚燎，流金烁石，何阴冷之有？孙真人制生脉散，令人夏月服之，非虚而何？

# 痘疮陈氏方论

读前人之书，当知其立言之意，苟③读其书而不知其意，求适于用，不可得也。

痘疮之论，钱氏为详，历举源流经络，明分表里虚实，开陈其施治之法，而又证以论辩之言，深得著书垂教之体。学者读而用之，如求方圆于规矩，较平直于准绳，引而伸之，触类而长

---

①玉：庚子本作"黄"。黄龙丸《丹溪心法》"中暑"载：黄龙丸，治一切暑毒。赤亮雄黄五钱，硫黄、消石各一两，滑石、明矾各半两，好面四两。上药为末，水丸如梧子大。每服五七十丸，白汤下。

②用：四库本作"与"。

③苟：四库本作"人"。

之，可为无穷之应用也。今人不知致病之因，不求立方之意，仓卒之际，据证检方，漫尔一试，设有不应，并其书而废之，不思之甚也。

近因《局方》之教久行，《素问》之学不讲，抱疾谈医者，类皆喜温而恶寒，喜补而恶解利，忽得陈氏方论，皆燥热补剂，其辞确，其文简，欢然用之，翕然信之，遂以为钱氏不及陈氏远矣。

或曰：子以陈氏方为不足欤？曰：陈氏方诚一偏论，虽然亦可谓善求病情者，其意大率归重于太阴一经。盖以手太阴属肺主皮毛也，足太阴属脾主肌肉，肺金恶寒而易于感，脾胃土恶湿而无物不受。观其用丁香、官桂，所以治肺之寒也；用附、术、半夏，所以治脾之湿也。使其肺果有寒，脾果有湿，而兼有虚也，量而与之，中病则止，何伤之有？今也不然，徒见其疮之出迟者，身热者，泄泻者，惊悸者，气急者，渴思饮者，不问寒热虚实，率投木香散、异功散，间有偶中，随手获效，设或误投，祸不旋踵。何者？古人用药制方，有向导，有监制，有反佐，有因用。若钱氏方固未尝废细辛、丁香、白术、参、芪等，率有监制辅佐之药，不专务于温补耳。然其用凉寒者多，而于辅助一法，略闻<sup>①</sup>端绪，未曾深及，痴人之前，不可说梦，钱氏之虑至矣。亦将以候达者扩充推广而用，虽然渴者用温药，疮<sup>②</sup>塌者用补药，自陈氏发之，迥出前辈，然其多用桂、附、丁香等燥热，恐未为适中也。何者？桂、附、丁香辈，当有寒而虚，固是的当，虚而未必寒者，其为害当何如耶！陈氏立方之时，必有挟寒而痘疮陷

---

① 闻：正脉本、庚子本、四库本作"开"。
② 疮：原作"痒"，据庚子本改。

塌<sup>①</sup>者，其用燥热补之，固其宜也。今未挟寒，而用一偏之方，宁不过于热乎？予尝会诸家之粹，求其意而用之，实未敢据其成方也，试举一二以证之。

从子六七岁时患痘疮，发热微渴自利，一小方脉视之，用木香散，每帖又增丁香十粒，予切疑焉。观其出迟，固因自利而气弱；察其所下，皆臭滞陈积，因肠胃热蒸而下也。恐非有寒而虚，遂急止之，已投一帖矣。继以黄连解毒汤加白术，与十帖，以解丁香之热，利止疮亦出。其后肌常有微热，而手足生痛疖，与凉剂调补，逾月而安。

又一男子，年十六七岁，发热而昏，目无视，耳无闻，两手脉皆豁大而略数，知其为劳伤矣<sup>②</sup>。时里中多发痘者，虽不知人，与药则饮，与粥则食，遂教参、芪、当归、白术<sup>③</sup>、陈皮大料浓煎与之，饮至三十余帖，痘始出，又二十余帖，则成脓泡，身无全肤。或曰：病势可畏，何不用陈氏全方治之？余曰：此但虚耳，无寒也。只守前方，又数十余帖而安。后询其病因，谓先四五日恐有出痘之病，遂极力樵采，连日出汗甚多，若用陈氏全方，宁无后悔？至正甲申春，阳气早动，正月间，邑间痘疮不越一家，卒投陈氏方，童幼死者百余人，虽由天数，吾恐人事亦或未之尽也。

---

① 陷塌：原无，据庚子本补。
② 矣：四库本作"是"。
③ 当归白术：四库本作"白术当归"。

# 痛风论

气行脉外，血行脉内，昼行阳二十五度，夜行阴二十五度，此平人之造化也。得寒则行迟而不及，得热则行速而太过。内伤于七情，外伤于六气，则血气之运，或迟或速，而病作矣。

彼痛风者，大率因血受热已自沸腾，其后或涉冷水，或立湿地，或扇取凉，或卧当风，寒凉外搏，热血得寒，污[1]浊凝涩，所以作痛。夜则痛甚，行于阴也。治法以辛热之剂，流散寒湿，开发腠理，其血得行，与气相和，其病自安。然亦有数种治法[2]稍异，谨书一二，以证予言。

东阳傅文，年逾六十，性急作劳，患两腿痛甚，动则甚痛。予视之曰：此兼虚证，当补血温血，病当自安。遂与四物汤加桃仁、陈皮、牛膝、生甘草煎，入生姜，研潜行散[3]，热饮三四十帖而安。

又朱宅阃[4]内，年近三十，食味甚厚，性躁急，患痛风挛缩数月，医祷不应。予视之曰：此挟痰与气证，当和血疏气导痰，病自安。遂以潜行散入生甘草、牛膝、炒枳壳、通草、陈皮、桃仁、姜汁，煎服，半年而安。

---

① 污：庚子本作"瘀"。
② 治法：原作"法治"，据正脉本改。
③ 潜行散：《医学正传·痛风》录"丹溪心法"介绍本方系黄柏一味，酒浸曝干为细末。
④ 阃（kǔn 捆）：内室，借指妇女。

又邻鲍六，年二十余，因患血痢，用涩药取效，后患痛风，叫号撼邻。予视之曰：此恶血入经络证。血受湿热，久必凝浊，所下未尽，留滞隧<sup>①</sup>道，所以作痛。经久不治，恐成偏枯。遂与四物汤加桃仁、红花、牛膝、黄芩、陈皮、生甘草，煎，入生姜，研潜行散，入少酒饮之，数十帖。又与刺委中，出黑血，近三月<sup>②</sup>而安。

或曰：比见邻人用草药研酒饮之，不过数帖，亦有安者，如子之言，类皆经久取效，无乃太迂缓乎？予曰：此劫病草药，石上采石丝为之君，过山龙等佐之，皆性热而燥者，不能养阴，却能燥湿。病之浅者，湿痰得燥即开，热血得热则行，亦可取效。彼病深而血少者，愈劫愈虚，愈劫愈深，若朱之病是也。子以我为迂缓乎？

# 痎疟论

《内经》谓：夏伤于暑，秋伤于风，必有痎疟。痎疟，老疟也。以其隔两日一作，缠绵不休，故有是名。前贤俱有治法，然皆峻剂，有非禀受性弱，与居养所移者所宜用也。惟许学士方有用参、芪等补剂，而又不曾深论，后学难于推测。

因见近年以来，五十岁以下之人，多是怯弱者，况嗜欲纵恣，十倍于前，以弱质而得深病，最难为药。始悟常山、乌梅、

---

① 隧：原作"随"，据云林阁本改。
② 月：原作"合"，据庚子本改。

砒丹等为劫痰之剂，若误用之，轻病为重，重病必死。何者？夫三日一作，阴受病也。作于子、午、卯、酉①日，少阴疟也；作于寅、申、巳、亥②日，厥阴疟也；作于辰、戌、丑、未③日，太阴疟也。疟得于暑，当以汗解。或凉台水阁，阴木冷地，他人挥扇，泉水澡浴，汗不得泄，郁而成痰。其初感也，胃气尚强，全不自觉。至于再感，瞢然无知，又复恣意饮食，过分劳动，竭力房事，胃气大伤，其病乃作。深根固蒂，宜其难愈。病者欲速愈，医者欲急利，甘辛峻剂④，遽便将投。殊不知感风、感暑，皆外邪也，当以汗解。所感既深，决非一二升汗可除。亦有胃气少回，已自得汗，不守禁忌，又复触冒，旧邪未去，新邪又感，展转沉滞，其病愈深。况来求治者，率皆轻试速效劫病之药，胃气重伤，吾知其难免于祸矣。由是甘为迟钝，范我驰驱，必先以参、术、陈皮、芍药等补剂，辅以本经之药，惟其取汗。若得汗而体虚，又须重用补剂以助之，俟汗出通身，下过委中，方是佳兆。仍教以淡饮食，省出入，避风就温，远去帷薄⑤，谨密调养，无有不安。若感病极深，虽有大汗，所感之邪，必自脏传出至腑，其发也必乱而失期，亦岂是佳兆？故治此病，春夏为易，秋冬为难，非有他也，以汗之难易为优劣也。

---

① 子午卯酉：古代记时的四个正时辰，即半夜、中午、早晨、傍晚。与现代时刻相应的是：子时23:00—1:00，午时11:00—13:00，卯时5:00—7:00，酉时17:00—19:00。

② 寅申巳亥：代表时辰，与现代时刻相应的是：寅时3:00—5:00，巳时9:00—11:00，申时15:00—17:00，亥时21:00—23:00。

③ 辰戌丑未：代表时辰，与现代时刻相应的是：辰时7:00—9:00，戌时19:00—21:00，丑时1:00—3:00，未时13:00—15:00。

④ 医者欲急利甘辛峻剂：原作"甘辛峻剂医者欲急利"，据庚子本改。

⑤ 薄：四库本作"幕"。

或曰：古方用砒丹、乌梅、常山得效者不为少，子以为不可用乎？予曰：腑受病者浅，一日一作。间一日一作①者，是胃气尚强，犹可与也。彼三日一作者，病已在脏矣，在脏者难治。以其外感犹可治也，而可用劫药以求速效乎？

前岁，宪金②詹公，禀甚壮，形甚强，色甚苍，年近六十，二月得痎疟，召予视之。知其饫于脓③肥者，告之曰：须远色食淡，调理浃月④，得大汗乃安。公不悦。一人从旁曰：此易耳，数日可安。与劫药三五帖，病退。旬日后又作，又与又退。绵延至冬，病犹未除，又来求治。予知其久得药，痰亦少，惟胃气未完，又天寒汗未透，遂以白术粥和丸与二斤，令其遇饥时且未食，取一二百丸，以热汤下，只与白粥调养，尽此药，当大汗而安。已而果然。如此者甚多，但药略有加减，不必尽述。

## 病邪虽实胃气伤者勿使攻击论

凡言治国者，多借医为喻，仁哉斯言也。真气，民也；病邪⑤，贼盗也。或有盗贼，势须剪除而后已。良相良将，必先审度兵食之虚实，与时势之可否，然后动。动涉轻妄，则吾民先困

----

① 间一日一作：四库本无此五字。

② 宪金：又作金宪。金，都御史的美称。古时称御史为宪台。明代都察院设有左右金都御史，所以称为金宪。

③ 脓：肥肉意。

④ 浃（jiā 夹）月：一个月。

⑤ 病邪：四库本作"病气"。

于盗，次困于兵，民困而国弱矣。行险侥幸，小人所为。万象森罗，果报昭显，其可不究心乎？请举一二，以为凡例。

永康吕亲，形瘦色黑，平生喜酒，多饮不困，年近半百，且有别馆。忽一日，大恶寒发战，且自言渴，却不饮。予诊其脉大而弱，惟右关稍实略数，重取则涩。遂作酒热内郁，不得外①泄，由表②热而不③虚也。黄芪一物，以干葛汤煎与之，尽黄芪二两、干葛一两，大得汗，次早安矣。

又，叶先生患滞下，后甚逼迫，正合承气证。予曰：气口虚，形虽实，而面黄稍白，此必平昔食过饱而胃受伤，宁忍一两日辛苦。遂与参、术、陈皮、芍药等补药④十余贴，至三日后，胃气稍完，与承气两贴而安。苟不先补完胃气之伤，而遽行承气，吾恐病安之后，宁免瘦惫乎？

又一婢，色紫稍肥，性沉多忧，年近四十，经不行三月矣。小腹当中有一气块，初起如栗，渐如炊饼。予脉之，两手皆涩，重取却有。试令按其块痛甚，扪之高半寸，遂与《千金》消石丸。至四五次，彼忽自言乳头黑且有汁，恐有娠。予曰：非也，涩脉无孕之理。又与三五帖，脉之稍觉虚豁。予悟曰：药太峻矣。令止前药，与四物汤倍加白术，佐以陈皮。至三十帖，候脉完再与消石丸⑤。至四五次，忽自言块消一晕⑥，便令莫服。又半月，经行痛甚，下黑血半升，内有如椒核数十粒，乃块消一

---

① 外：四库本无此字。
② 表：庚子本作"里"。
③ 不：庚子本作"表"。
④ 等补药：四库本无此三字。
⑤ 完再与消石丸：四库本作"丸再与消瘤丸"。
⑥ 晕（yùn 运）：日月周围的光圈，这里指圈。

半，又来索药，以消余块。余晓之曰：勿性急，块已开矣，不可又攻，若次月经行，当尽消矣。次月经行，下少黑血块，又消一晕，又来问药。余曰：但守禁忌，至次月必消尽。已而果然。大凡攻击之药，有病则病受之，病邪轻而药力重，则胃气受伤。夫胃气者，清纯冲和之气也，惟与谷、肉、菜、果相宜。盖药石皆是偏胜之气，虽参、芪辈为性亦偏，况攻击之药乎！此妇胃气自弱，好血亦少，若块尽而却药，胃气之存者几希矣。议论至此，医云乎哉！

## 治病先观形色然后察脉问证论

经曰：诊病[①]之道，观人勇怯、肌肉、皮肤，能知其情，以为诊法也。凡人之形，长不及短，大不及小，肥不及瘦。人之色，白不及黑，嫩不及苍，薄不及厚。而况肥人湿多，瘦人火多。白者肺气虚，黑者肾气足。形色既殊，脏腑亦异。外证虽同，治法迥别。所以肥人责[②]脉浮，瘦人责[③]脉沉，躁人疑脉缓，缓人疑脉躁，以其不可一概观也。试陈一二，幸[④]以例推。

东阳陈兄，露筋骨[⑤]，体稍长。患体虚而劳，头痛甚，至有决别之言。余察其脉，弦而大带数，以人参、白术为君，川芎、

---

① 病：原作"脉"，据《素问·经脉别论》改。
② 责：正脉本、云林阁本均作"贵"。
③ 责：正脉本、云林阁本均作"贵"。
④ 幸：正脉本作"可"。
⑤ 骨：正脉本无此字。

陈皮为佐，至五六日未减，众皆讶之，以药之不对也。余曰：药力有次第矣，更少俟一二宿，当自安。忽其季<sup>①</sup>来问曰：何不少加黄芪？予笑不答。又经一宿，忽自言病顿愈。予脉之，觉指下稍盛。又半日，病者言膈上满，不觉饥，视其腹纹已隐矣。予曰：夜来药中莫加黄芪否？曰：然，止与三帖。遂速与二陈汤加厚朴、枳壳、黄连，以泻其卫，三帖而安。

又，浦江义门郑兄，年二十余，秋间大发热，口渴，妄言妄见，病似邪鬼。七八日后，召予治。脉之，两手洪数而实，视其形肥，面赤带白，却喜露筋，脉本不实，凉药所致。此因劳倦成病，与温补药自安。曰：柴胡七八帖矣。以黄芪附子汤，冷与之饮。三帖后，困倦鼾睡，微汗而解，脉亦稍软。继以黄芪白术汤，至十日，脉渐收敛而小，又与半月而安。

夫黄芪，补气药也。此两人者，一则气虚，一则气实，便有宜、不宜存焉，可不审乎？

## 大病不守禁忌论

病而服药，须守禁忌，孙真人《千金方》，言之详矣。但不详言所以守禁忌之由，敢陈其略，以为规戒。

夫胃气者，清纯冲和之气，人之所赖以为生者也。若谋虑神劳，动作形苦，嗜欲无节，思想不遂，饮食失宜，药饵违法，皆

---

① 季：兄弟排行次序最小的弟弟。

能致伤。既伤之后，须用调补，恬不知怪，而乃<sup>①</sup>恣意犯禁，旧染之证，尚未消退，方生之证<sup>②</sup>，与日俱积。吾见医药<sup>③</sup>将日不暇给，而伤败之胃气，无复完全之望，去死近矣。

予族叔，形色俱实，痎疟又患痢，自恃强健能食，绝无忌惮。一日召予曰：我虽病却健而能食，但苦汗出耳，汝能止此汗否？予曰：痎疟非汗出不能愈也，可虑者正在健与能食耳。此非痢也。胃热善消，脾病不化，食积与病势已甚矣。此时节择饮食以养胃气，省出入以避风寒，候汗透而安。叔曰：世俗谓无饱死痢，我今能食，何谓可虑？余曰：痢而能食者，知胃气未病也，故言不死，非谓恣食不节择者。不从所言，恣口大嚼，遇渴又多啖水果。如此者月余后，虽欲求治，不可著手矣。淹淹又月余而死。《内经》以骄恣不伦于理，为不治之病。信哉！

又，周其姓者，形色俱实，患痢善食而易饥，大嚼不择者五日矣。予责之曰：病中当调补自养，岂可滋味戕贼。遂教之只用熟萝卜吃粥，且少与调治，半月而安。

## 虚病痰病有似邪祟论

血气者，身之神也。神既衰乏，邪因而入，理或有之。若夫血气两亏，痰客中焦，妨碍升降，不得运用，以致十二官各失其

---

① 恬不知怪而乃：庚子本作"而乃恬不知怪"。
② 尚未消退方生之证：正脉本无此八字。
③ 药：正脉本无此字。

职，视听言动，皆有虚妄，以邪治之，其人必死。吁哉冤乎！谁执其咎？

宪幕之子傅兄，年十七八，时暑月，因大劳而渴，恣饮梅浆，又连得大惊三四次，妄言妄见，病似邪鬼。诊其脉，两手皆虚弦而带沉数。予曰：数为有热，虚弦是大惊，又梅酸之浆，郁于中脘，补虚清热，导去痰滞，病乃可安。遂与人参、白术、陈皮、茯苓、芩、连等浓煎汤，入竹沥、姜汁，与旬日未效。众皆尤①药之不审。余脉之，知其虚之未完，与痰之未导也。仍与前方，入荆沥，又旬日而安。

外弟岁，一日醉饱后，乱言，妄语妄见，询之，系伊亡兄附体，言生前事甚的，乃叔在边叱之，曰：非邪，食腥与酒太过，痰所为耳！灌盐汤一大碗，吐痰一二升，汗因大作，困睡一宵而安。

又，金氏妇，壮年，暑月赴筵归，乃姑询其坐次失序，遂赧然自愧，因成此病。言语失伦，其中又多间一句曰：奴奴不是。脉皆数而弦。余曰：此非邪，乃病也。但与补脾清热导痰，数日当自安。其家不信，邀数巫者喷水而咒之，旬余而死。或问曰：病非邪而邪治之，何遽至于死？余曰：暑月赴宴，外境蒸热，辛辣适口，内境郁热，而况旧有积痰，加之愧闷，其痰与热，何可胜言。今乃惊以法尺，是惊其神而血不宁也；喷以法水，是冰②其体，密其肤，使汗不得泄也。汗不泄，则蒸热内燔，血不得宁，则阴消而阳不能独立也。不死何俟！

或曰：《外台秘要》有禁咒一科，庸可废乎？予曰：移精变

---

① 尤：归咎。
② 冰：原作"审"，据庚子本改。

气乃小术耳，可治小病。若内有虚邪，外有实邪，当用正大之法，自有成式，昭然可考。然符水惟膈上热痰，一呷凉水，胃热得之，岂不清快，亦可取安。若内伤而虚，与冬严寒，符水下咽，必冰胃而致害。彼郁热在上，热邪在表，须以汗解，率得清冷，肤腠固密，热何由解？必致内攻，阴阳离散，血气垂争，去死为近。

## 面鼻得冷则黑论

诸阳聚于头，则面为阳中之阳。鼻居面中央，而阳明起于頞①中，一身之血运到面鼻，到面鼻阳部，皆为至清至精之血矣。酒性善行而喜升，大热而有峻急之毒。多酒之人，酒气熏蒸，面鼻得酒，血为极热，热血得冷，为阴气所搏，污②浊凝结，滞而不行，宜其先为紫，而后为黑色也。须用融化滞血，使之得流；滋生新血，可以运化，病乃可愈。予为酒制四物汤，加炒片芩③、茯苓、陈皮、生甘草、酒红花、生姜煎，调五灵脂末饮之。气弱者，加酒黄芪，无有不应者。

①頞：原作"额"，据《灵枢·经脉》改。
②污：庚子本作"瘀"。
③芩：原无，据《丹溪心法·鼻病》补。

## 胎自堕论

阳施阴化，胎孕乃成。血气虚损，不足荣养，其胎自堕。或劳怒伤情，内火便①动，亦能堕胎。推原其本，皆因于热，火能消物，造化自然，《病源》乃谓风冷伤于子脏而堕，此未得病情者也。

予见贾氏妇，但有孕至三个月左右必堕。诊其脉，左手大而无力，重取则涩，知其少血也。以其妙年，只补中气，使血自荣。时正初夏，教以浓煎白术汤下黄芩末一钱，服三四十帖，遂得保全而生。因而思之，堕于内热而虚者，于理为多。曰热曰虚，当分轻重。好生之工，幸毋轻视。

## 难产论

世之难产者，往往见于郁闷安逸之人，富贵奉养之家，若贫贱辛苦者无有也。方书止有瘦胎饮一论，而其方为湖阳公主作也，实非极至之言。何者？见有此方，其难自若。

予族妹，苦于难产，后遇胎孕，则触而去之，余甚悯焉。视

---

① 便：庚子本作"妄"。

其形肥而勤于针指，构思旬日，忽自悟曰：此正与湖阳公主相反。彼奉养之人，其气必实，耗其气使和平，故易产。今形肥知其气虚，久坐知其不运，而其气愈弱，胞胎因母气久坐[1]不能自运耳。当补其母之气，则儿健而易产。今其有孕至五六个月，遂于《大全方》紫苏饮加补气药，与十数帖，因得男而甚快。后遂以此方，随母之形色性禀，参以时令加减与之，无不应者，因名其方曰大达生散[2]。

## 难产胞损淋沥论

常见尿胞因收生者不谨，以致破损而得淋沥病，遂为废疾。一日，有徐姓妇，壮年得此。因思肌肉破伤，在外者且可补完，胞虽在腹，恐亦可治。遂诊其脉，虚甚。曰：难产之由，多是气虚，难产之后，血气尤虚，试与峻补。因以参、术为君，芎、归为臣，桃仁、陈皮、黄芪、茯苓为佐，而煎以猪羊胞中汤，极饥时饮之，但剂率用一两，至一月而安。盖是气血骤长，其胞自完，恐稍迟缓，亦难成功。

---

① 胞胎因母气久坐：原作"久坐胞胎因母气"，据庚子本改。

② 大达生散：史载，湖阳公主是汉光武帝的大姐，名刘黄。公主养尊处优，又生性骄横，其气必实，服用瘦胎饮"耗其气使和平"，才能易产。而平民百姓如丹溪族妹，劳作而虚损，"当补其母之气，则儿健而易产"，故丹溪将此验方命名为大达生散。

## 胎妇转胞病论

转胞病，胎妇之禀受弱者，忧闷多者，性急躁者，食味厚者，大率有之。古方皆用滑利疏导药，鲜有应效。因思胞为胎所堕，展在一边，胞系了戾[①]不通耳。胎若举起，悬在中央，胞系得疏，水道自行。然胎之坠下，必有其由。

一日，吴宅宠人患此，脉之两手似涩，重取则弦，然左手稍和。余曰：此得之忧患。涩为血少气多，弦为有饮，血少则胞[②]弱而不能自举，气多有饮，中焦不清而溢，则胞之所避而就下，故坠。遂以四物汤加参、术、半夏、陈皮、生甘草、生姜，空心饮，随以指探喉中，吐出药汁。俟少顷气定，又与一帖，次早亦然，如是与八帖而安。此法未为的确，恐偶中耳。后又历用数人亦效，未知果如何耶！

仲景云：妇人本肥盛，且举自满；全羸瘦，且举空减，胞系了戾，亦致胞转。其义未详，必有能知之者。

---

① 了戾（liǎo lì 蓼力）：缭乱屈曲之意，或作绞扭解。"胞系了戾"为《金匮要略》解释"转胞"的病理。
② 胞：庚子本作"胎"。

# 乳硬论

乳房，阳明所经；乳头，厥阴所属。乳子之母，不知调养，怒忿所逆，郁闷所遏，厚味所酿，以致厥阴之气不行，故窍不得通，而汁不得出。阳明之血沸腾，故热甚而化脓。亦有所乳之子，膈有滞痰，口气燉热，含乳而睡，热气所吹，遂生结核。于初起时，便须忍痛，揉令稍软，吮令汁透，自可消散。失此不治，必成痈疖。治法：疏厥阴之滞，以青皮；清阳明之热，细研石膏；行污①浊之血，以生甘草之节；消肿导毒，以瓜蒌子。或加没药、青橘叶、皂角刺、金银花、当归。或汤或散，或加减，随意消息，然须以少酒佐之。若加以艾火两三壮于肿处，其效尤捷。彼村工喜于自炫，便用针刀引惹拙痛，良可哀悯！

若夫不得于夫②，不得于舅姑，忧怒郁闷，昕夕积累③，脾气消阻，肝气横逆，遂成隐核，如大棋子，不痛不痒，数十年后，方为疮陷，名曰奶岩，以其疮形嵌凹似岩穴也，不可治矣。若于始生之际，便能消释病根，使心清神安，然后施之以治法，亦有可安之理。

予族侄妇年十八时，曾得此病，察其形脉稍实，但性急躁，伉俪自谐，所难者后姑耳。遂以本草单方青皮汤，间以加减四物

---

① 污：庚子本作"瘀"。
② 不得于夫：四库本无此四字。
③ 昕（xīn 欣）夕积累：日积月累。昕，黎明。

汤，行以经络之剂，两月而安。

## 受胎论

成胎以精血之后，先分男女者，褚澄之论，愚切惑焉。后阅李东垣之方，有曰经水断后一二日，血海始净，精胜其血，感者成男；四五日后，血脉已旺，精不胜血，感者成女。此确论也。

《易》曰：乾道成男，坤道成女。夫乾坤，阴阳之情性也；左右，阴阳之道路也；男女，阴阳之仪象也。父精母血，因感而会，精之施也。血能摄精成其子，此万物资始于乾元也；血成其胞，此万物资生于坤元也。阴阳交媾，胎孕乃凝，所藏之处，名曰子宫。一系在下，上有两歧，一达于左，一达于右。精胜其血，则阳为之主，受气于左子宫而男形成；精不胜血，则阴为之主，受气于右子宫而女形成。

或曰：分男分女，吾知之矣。男不可为父，女不可为母，与男女之兼形者，又若何而分之耶？余曰：男不可为父，得阳气之亏者也。女不可为母，得阴气之塞者也。兼形者，由阴为驳气[①]所乘而成，其类不一。以女函男有二：一则遇男为妻，遇女为夫，一则可妻而不可夫。其有女具男之全者，此又驳之甚者。

或曰：驳气所乘，独见于阴，而所乘之形，又若是之不同耶？予曰：阴体虚，驳气易于乘也。驳气所乘，阴阳相混，无所

---

① 驳气：不纯之气。驳，指一种颜色夹杂着别种颜色，这里引申为邪气夹杂，不纯净。

为主，不可属左，不可属右，受气于两歧之间，随所得驳气之轻重而成形。故所兼之形，有不可得而同也。

# 人迎气口论

六阳六阴脉，分属左右手。心、小肠、肝、胆、肾、膀胱在左，主血；肺、大肠、脾、胃、命门、三焦在右，主气。男以气成胎，故气为之主。女以血成胎，故血为之主。若男子久病，气口充于人迎者，有胃气也，病虽重可治。女子久病，人迎充于气口者，有胃气也，病虽重可治[①]。反此者逆。

或曰：人迎在左，气口在右，男女所同，不易之位也。《脉法》赞曰：左大顺男，右大顺女，何子言之悖耶？曰：《脉经》一部，王叔和谆谆于教医者，此左右手以医者为主而言，若主于病者，奚止千里之谬！

# 春宣论

春，蠢也。阳气升浮，草木萌芽，蠢然而动。前哲谓春时人气在头，有病宜吐。又曰：伤寒大法，春宜吐。宣之为言扬也，

---

① 女子久病人迎充于气口者有胃气也病虽重可治：四库本无此二十字。

谓吐之法，自上出也。今之世俗，往往有疮痍者，膈满者，虫积者，以为不于春时，宣泻以毒药，不可愈也。医者遂用牵牛、巴豆、大黄、枳壳、防风辈为丸，名之曰春宣丸，于二月、三月服之，得下利而止。于初泻之时，脏腑得通，时暂轻快，殊不知气升在上，则在下之阴甚弱，而用利药戕贼其阴，其害何可胜言。况仲景用承气汤等下药，必有大满，大实坚，有燥屎，转矢气，下逼迫而无表证者，方行此法。可下之证未悉俱，犹须迟以待之，泄利之药，其可轻试乎！

余伯考，形肥骨瘦，味厚性沉，五十岁，轻于听信，忽于三月半赎春宣丸一帖服之，下两三行，每年率以为常。至五十三岁时，七月初炎热之甚，无病暴死。此岂非妄认春宣为春泻而致祸耶？自上召下曰宣，宣之一字，吐也明矣。张子和先生已详论之，昔贤岂妄言哉？详之审订无疑。后之死者，又有数人，愚故表而出之，以为后人之戒。

## 醇酒宜冷饮论

醇酒之性，大热有大毒，清香美味，既适于口，行气和血，亦宜于体，由是饮者不自觉其过于多也。不思肺属金，性畏火，其体脆，其位高，为气之主，肾之母，木之夫，酒下咽膈，肺先受之。若是醇者，理宜冷饮，过于肺，入于胃，然后渐温。肺先得温中之寒，可以补气，一益也；次得寒中之温，可以养胃，二益也；冷酒行迟，传化以渐，不可恣饮，三益也。

古人终日百拜，不过三爵，既无酒病，亦免酒祸。今余稽之于《礼经》，则曰：饮剂视冬时。饮剂，酒也；视，犹比也；冬时，寒也。参之《内经》，则曰：热因寒用。厥旨深矣。今则不然，不顾受伤，只图取快。盖热饮有三乐存焉：膈滞通快，喉舌辛美，杯①行可多。不知酒性喜升，气必随之，痰郁于上，溺涩于下，肺受贼邪，金体必燥。恣饮寒凉，其热内郁，肺气得热，必大伤耗。其始也病浅，或呕吐，或自汗，或疮痍，或鼻衄②，或自泄，或心脾痛，尚可发散而去之。若其久也，为病深矣，为消为渴，为内疽，为肺痿，为内痔，为鼓胀，为失明，或喘哮，为劳嗽，为癫痫，亦为难明之病，倘非具眼，未易处治，可不谨乎！

或曰：人言一盏冷酒，须二盏血乃得行，酒不可冷饮明矣。余曰：此齐东之语③耳。今参之于经，证之以理，发之为规戒，子以为迂耶？

## 痈疽当分经络论

六阳经、六阴经之分布周身，有多气少血者，有少气多血者，有多气多血者，不可一概论也。若夫要害处，近虚怯薄处，

---

① 杯：正脉本作"盏"。

② 或鼻衄：四库本无此三字。

③ 齐东之语：即齐东野语。比喻道听途说、没有根据的话，出自《孟子·万章上》："此非君子之言，齐东野人之语也。"

前哲已曾论及，惟分经之言未闻也，何则？诸经惟少阳、厥阴经之生痈疽，理宜预防，以其多气少血，其血本少，肌肉难长，疮久未合，必成死证。其有不思本经少血，遽用驱毒利药，以伐其阴分之血，祸不旋踵矣。请述一二成败之迹，以告来者。

余从叔父，平生多虑，质弱神劳，年近五十，忽左膊外侧廉上起一小红肿，大约如栗。予视之曰：慎勿轻视，且生与人参大料作汤，得一二<sup>①</sup>斤为好。人未之信，谩进小贴数服，未解而止。旬余值大风拔木，疮上起一道红如线，绕至背胛，直抵右肋。予曰：必大料人参，少加当归、川芎、陈皮、白术等补剂与之。后与此方，两阅<sup>②</sup>月而安。

又，东阳李兄，年逾三十，形瘦肤厚，连得忧患，又因作劳，且过于色，忽左腿外侧廉上一红肿，其大如栗。一医问其大腑坚实，与承气两帖下之，不效。又一医教与大黄、朱砂、生粉草、麒麟竭，又二三帖。半月后召予视之。曰：事去矣。

又，一李兄，年四十余而面稍白，神甚劳，忽胁下生一红肿如桃，一人教用补<sup>③</sup>剂，众笑且排，于是流气饮、十宣散，杂而进之。旬余召予视之。予曰：非惟不与补药，抑且多得解利，血气俱惫矣。已而果然。

或曰：太阳经非多血少气者乎？何臀痈之生，初无甚苦，往往间有不救者，吾子其能治之乎？予曰：臀居小腹之后，而又在其下，此阴中之阴也。其道远，其位僻，虽曰多血，气运不到，气既不到，血亦罕来。中年之后，不可生痈，才有痛肿，参之脉

---

① 一二：正脉本作"二三"。

② 阅：经历。

③ 补：原作"神"，据庚子本改。

证，但见虚弱，便与滋补，血气无亏，可保终吉。若用寻常驱热拔毒纾气之药，虚虚之祸，如指诸掌。

# 脾约丸论

成无己曰：约者，结约之约，又约束之约<sup>①</sup>。胃强脾弱，约束津液，不得四布，但输膀胱，故小便数而大便硬，故曰脾约。与此丸以下脾之结燥，肠润结化，津流入胃，大便利，小便少而愈矣。愚切<sup>②</sup>有疑焉。何者？既曰约，脾弱不能运也，脾弱则土亏矣，必脾气之散，脾血之耗也。原其所由，久病、大下、大汗之后，阴血枯槁，内火燔灼，热伤元气，又伤于脾，而成此证。伤元气者，肺金受火，气无所摄。伤脾者，肺为脾之子，肺耗则液竭，必窃母气以自救，金耗则木寡于畏，土欲不伤，不可得也。脾失转输之令，肺失传送之官，宜大便秘而难下，小便数而无藏蓄也。理宜滋养阴血，使孤阳之火不炽，而金行清化，木邪有制，脾土清健而运行，精液乃能入胃，则肠润而通矣。今以大黄为君，枳实、厚朴为臣，虽有芍药之养血，麻仁、杏仁之温润为之佐使，用之热甚而气实者，无有不安。愚恐西北二方，地气高厚，人禀壮实者可用。若用于东南之人，与热虽盛而血气不实者，虽得暂通，将见脾愈弱而肠愈燥矣。后之欲用此方者，须知在西北以开结为主，在东南以润燥为主，慎勿胶柱而调瑟。

---

① 又约束之约：正脉本无此五字。
② 切：四库本作"窍"。

# 鼓胀论

心肺，阳也，居上；肝肾，阴也，居下；脾居中，亦阴也，属土。经曰：饮食入胃，游溢精气，上输于脾，脾气散精，上归于肺，通调水道，下输膀胱，水精四布，五经并行。是脾具坤静之德，而有乾健之运，故能使心肺之阳降，肾肝之阴升，而成天地交之泰，是为无病之人。今也七情内伤，六淫外侵，饮食不节，房劳致虚，脾土之阴受伤，转输之官失职，胃虽受谷，不能运化，故阳自升，阴自降，而成天地不交之否。于斯时也，清浊相混，隧①道壅塞，气化浊血，瘀郁而为热。热留而久，气化成湿，湿热相生，遂成胀满，经曰鼓胀是也。以其外虽坚满，中空无物，有似于鼓，其病胶固，难以治疗，又名曰蛊。若虫②侵蚀，有蛊之义。验之治法，理宜补脾，又须养肺金以制木，使脾无贼邪之虑；滋肾水以制火，使肺得清化之令。却盐味以防助邪，断妄想以保母气，无有不安。医不察病起于虚，急于作效，炫能希赏。病者苦于胀急，喜行利药，以求一时之快。不知宽得一日半日，其肿愈甚，病邪甚矣，真气伤矣，去死不远。古方惟禹余粮丸，又名石中黄丸，又名紫金丸，制肝补脾，殊为切当，亦须随证，亦须顺时，加减用之。

余友俞仁叔，儒而医，连得家难，年五十得此疾，自制禹余

---

① 隧：原作"随"，据庚子本改。

② 虫：正脉本作"蛊"。

粮丸服之。予诊其脉，弦涩而数<sup>①</sup>。曰：此丸新制，煅炼之火邪尚存，温热之药太多，宜自加减，不可执方。俞笑曰：今人不及古人，此方不可加减。服之一月，口鼻见血色，骨立而死。

又，杨兄，年近五十，性嗜好酒，病疟半年，患胀病，自察必死，来求治。诊其脉，弦而涩，重则大，疟未愈，手足瘦而腹大，如蜘蛛状。予教<sup>②</sup>以参、术为君，当归、川芎、芍药为臣，黄连、陈皮、茯苓、厚朴为佐，生甘草些少，作浓汤饮之。一日定三次，彼亦严守戒忌。一月后，疟因汗而愈。又半年，小便长而胀愈。中间虽稍有加减，大意只是补气行湿。

又，陈氏，年四十余，性嗜酒，大便时见血，于春间患胀，色黑而腹大，其形如鬼。诊其脉，数而涩，重似弱。予以四物汤加黄连、黄芩、木通、白术、陈皮、厚朴、生甘草作汤与之，近一年而安。一补气，一补血，余药大率相出入，皆获安，以保天寿。

或曰：气无补法，何子补气而获安，果有说以通之乎？予曰：气无补法，世俗之言也。以气之为病，痞闷壅塞，似难于补，恐增病势。不思正气虚者，不能运行，邪滞所著而不出，所以为病。经曰：壮者气行则愈，怯者著而成病。苟或气怯不用补法，气何由行！

或曰：子之药，审则审矣，何效之迟也？病者久在床枕，必将厌子之迟而求速效者矣。予曰：此病之起，或三五年，或十余年，根深矣，势笃矣，欲求速效，自求祸耳。知王道者，能治此病也。

---

① 数：正脉本此下有"紧"字。
② 教：四库本作"救"。

或曰：胀病将终不可与利药耶？予曰：灼知其不因于虚，受病亦浅，脾胃尚壮，积滞不痼，而又有可下之证，亦宜略与疏导。若授张子和浚川散、禹功丸为例，行迅攻之策①，实所不敢。

## 疝气论

疝气之甚者，睾丸连小腹急痛也。有痛在睾丸者，有痛在五枢穴边者，皆足厥阴之经也。或有形，或无形，或有声，或无声，有形如瓜，有声如蝉②。自《素问》以下，历代名医皆以为寒。盖寒主收引，经络得寒，故引不行，所以作痛，理固然也。

有得寒而无疝者，又必有说以通之可也。予尝屡因门户雪上有霜，没脐之水，踢③冰徒涉，不曾病此，以予素无热在内也。因而思之，此证始于湿热在经，郁而至久，又得寒气外束，湿热之邪不得疏散，所以作痛。若只作寒论，恐为未备。

或曰：厥阴一经，其道远，其位卑，郁积湿热，何由而致？予曰：大劳则火起于筋，醉饱则火起于胃，房劳则火起于肾，大怒则火起于肝。本经火积之久，母能生④子虚，湿气便盛。厥阴属木，系于肝，为将军之官，其性急速，火性且又暴，为寒所束，宜其痛之大暴也。愚见有用乌头、栀子等分作汤，用之其效

①策：庚子本作"药"。
②蝉：正脉本作"蛙"。
③踢：庚子本作"履"。
④生：四库本作"令"。

亦敏。后因此方，随证与形加减用之，无有不应。

然湿热又须分多少而始治，但湿者肿多癫病是也。又有挟虚而发者，当以参、术为用，而以疏导药佐之。诊其脉，有甚沉紧而大豁无力者是也，其痛亦轻，惟觉重坠牵引耳。

# 秦桂丸论

无子之因，多起于妇人。医者不求其因起于何处，遍阅古方，惟秦桂丸其辞确，其意专，用药温热，近乎人情，欣然授之，锐然服之，甘受燔灼之祸，犹且懵然不悔。何者？阳精之施也，阴血能摄之，精成其子，血成其胞，胎孕乃成。今妇人之无子者，率由血少不足以摄精也。血之少也，固非一端，然欲得子者，必须补其阴血，使无亏欠，乃可推其有余，以成胎孕，何乃轻用热剂，煎熬脏腑，血气沸腾，祸不旋踵矣。

或曰：春气温和，则万物发生，冬气寒凛，则万物消殒，非秦桂丸之温热，何由得子脏温暖而成胎耶！予曰：《诗》言妇人和平，则乐有子。和则气血不乖，平则阴阳不争。今得此药，经血转紫黑，渐成衰少，或先或后，始则饮食骤进，久则口苦而干，阴阳不平，血气不和，疾病蜂起，焉能成胎？纵使成胎生子，亦多病而不寿。以秦桂丸之耗损天真之阴也，戒之慎之！

郑廉使之子，年十六，求医曰：我生七个月患淋病，五日、七日必一发，其发也大痛，扪地叫天，水道方行，状如漆如<sup>①</sup>粟者，约一盏许，然后定。诊其脉，轻则涩，重则弦。视其形瘦而稍长，其色青而苍。意其父必因多服下部药，遗热在胎，留于子之命门而然。遂以紫雪和黄柏细末，丸梧子大，晒十分干，而与二百丸作一服，经二时又与三百丸作一服<sup>②</sup>，率以热汤下，以食物压之。又经半日，痛大作连腰腹，水道乃行，下如漆和粟者一大碗许，其病减十分之八。后张子中<sup>③</sup>以陈皮一两，桔梗、木通各半两，作一帖与之，又下漆粟者一合许，遂安。父得燥热，且能病子，况母得之者乎！余书此以证东垣红丝瘤<sup>④</sup>之事。

## 恶寒非寒病恶热非热病论

经曰：恶寒战栗，皆属于热。又曰：禁栗如丧神守，皆属于火。恶寒者，虽当炎月，若遇风霜，重绵在身，自觉凛凛。战栗、禁栗，动摇之貌。如丧神守，恶寒之甚。《原病式》曰：病热甚而反觉自冷，此为病热，实非寒也。

或曰：往往见有得热药而少愈者，何也？予曰：病热之人，其气炎上，郁为痰饮，抑遏清道，阴气不升，病热尤甚。积痰得热，亦为暂退，热势助邪，其病益深。

① 如：原作"和"，据四库本改。
② 经二时又与三百丸作一服：正脉本无此十一字。
③ 中：正脉本作"忠"。
④ 红丝瘤：病名，即胎瘤，指以头上及胸乳间肿块，小如李核，大如馒头，漫肿不甚疼痛为主要表现的新生儿疾病，多因母体蕴热更兼血瘀结滞而成。

或曰：寒势如此，谁敢以寒凉与之，非杀之而何？予曰：古人遇战栗之证，有以大承气下燥粪而愈者。恶寒战栗，明是热证，但有虚实之分耳。经曰：阴虚则发热。夫阳在外，为阴之卫；阴在内，为阳之守。精神外驰，嗜欲无节，阴气耗散，阳无所附，遂致浮散于肌表之间而恶热也。实非有<sup>①</sup>热，当作阴虚治之，而用补养之法可也。

或曰：恶寒非寒，宜用寒药；恶热非热，宜用补药，甚骇耳目，明示我之法可乎？予曰：进士周本道，年逾三十，得恶寒病，服附子数日而病甚，求予治。诊其脉，弦而似缓，予以江茶入姜汁、香油些少，吐痰一升许，减绵大半。周甚喜。予曰：未也，燥热已多，血伤亦深，须淡食以养胃，内观以养神，则水可生而火可降。彼勇于仕进，一切务外，不守禁忌。予曰：若多与补血凉药，亦可稍安。内外不静，肾水不生，附毒必发。病安后，官于婺城，巡夜冒寒，非附子不可疗，而性怕生姜，只得以猪腰子作片，煮附子，与三帖而安。予曰：可急归。知其附毒易发，彼以为迂。半年后，果发背而死。

又，司丞叔，平生脚自踝以下常觉热，冬不可加绵于上，常自言曰：我禀质壮，不怕冷。予曰：此足三阴之虚，宜早断欲事，以补<sup>②</sup>养阴血，庶乎可免。笑而不答。年方五十，患痿，半年而死。

观此二人，治法盖可知矣。或曰：伤寒病恶寒、恶热者，亦是虚耶？予曰：若病伤寒者，自外入内，先贤论之详矣。愚奚庸赘<sup>③</sup>。

————————————

① 有：四库本作"自"。

② 补：四库本作"辅"。

③ 愚奚庸赘：正脉本无此四字。

## 经水或紫或黑论

经水者，阴血也。阴必从阳，故其色红，禀火色也。血为气之配，气热则热，气寒则寒，气升则升，气降则降，气凝则凝，气滞则滞，气清则清，气浊则浊。往往见有成块者，气之凝也；将行而痛者，气之滞也。来后作痛者，气血俱虚也；色淡者，亦虚也。错经妄行者，气之乱也。紫者，气之热也；黑者，热之甚也。人但见其紫者、黑者、作痛者、成块者，率指为风冷，而行温热之剂，祸不旋踵矣。良由《病源》论月水诸病，皆曰风冷乘之，宜其相习而成俗也。

或曰：黑，北方水之色也。紫淡于黑，非冷而何？予曰：经曰亢则害，承乃制。热甚者，必兼水化。所以热则紫，甚则黑也。况妇人性执而见鄙，嗜欲加倍，脏腑厥阳之火无日不起，非热而何？若夫风冷，必须外得，设或有之，盖千百而一二者也。

## 石膏论

《本草》药之命名，固有不可晓者，中间亦多有意义，学者不可以不察。

以色而名者，大黄、红花、白前、青黛、乌梅之类是也；以形而名者，人参、狗脊、乌头、贝母、金铃子之类是也；以气而名者，木香、沉香、檀香、麝香、茴香之类是也；以质而名者，厚朴、干姜、茯苓、生熟地黄之类是也；以味而名者，甘草、苦参、淡竹叶、草龙胆、苦酒之类是也；以能[①]而名者，百合、当归、升麻、防风、滑石之类是也；以时而名者，半夏、茵陈、冬葵、寅鸡、夏枯草之类是也。

以石膏火煅细研，醋调封丹炉，其固密甚于脂，苟非有膏，焉能为用？此兼质与能而得名，正与石脂同意。阎孝忠妄以方解石为石膏。况石膏其味甘而辛，本阳明经药，阳明主肌肉，其甘也，能缓脾益气，止渴去火；其辛也，能解肌出汗，上行至头，又入手太阴、手少阳。彼方解石者，止有体重、质坚、性寒而已，求其所谓有膏，而可为三经之主治者焉在哉？医欲责效，不亦难乎！

# 脉大必病进论

脉，血之所为，属阴。大，洪之别名，火之象，属阳。其病得之于内伤者，阴虚为阳所乘，故脉大，当作虚治之。其病得之于外伤者，邪客于经脉亦大，当作邪胜治之。合二者而观之，皆病证方长之势也，谓之病进，不亦宜乎！海藏云：君侵臣之事也。孰为是否，幸有以教之。

---

① 能：四库本作"形"。

## 《生气通天论》病因章句辨

《礼记》曰：一年视离经[①]。谓离析经理，在乎章句之绝。《内经·生气通天论》病因四章，第一章论因于寒，欲如运枢。以下三句与上文意不相属，皆衍文也。体若燔炭，汗出而散两句，当移在此。夫寒邪初客于肌表，邪郁而为热，有似燔炭，得汗则解，此仲景麻黄汤之类是也。第二章论因于暑。暑者，君火为病，火主动则散，故自汗烦渴而多言也。第三章论因于湿。湿者，土浊之气。首为诸阳之会，其位高而气清，其体虚故聪明得而系焉。浊气熏蒸，清道不通，沉重而不爽利，似乎有物以蒙冒之。失而不治，湿郁为热，热留不去。大筋软短者，热伤血，不能养筋，故为拘挛；小筋弛长者，湿伤筋，不能束骨，故为痿弱。因于湿，首如裹，各三字为句，湿热不攘以下各四字为句，文正而意明。第四章论因于气，为肿。下文不序病证，盖是脱简。四维相代二句，与上文意不相属，亦衍文也。

王太仆曰：暑热湿气三病，皆以为发于伤寒之毒，次第相仍，展转生病。五段通为一章，余有疑焉。暑病不治，伏而生热，热久生湿，湿久气病，盖有之矣。《内经》止有冬伤于寒，不即病，至夏有热病之言。未闻寒毒伏藏，至夏发于暑病。至于

---

① 离经：分析经书的章节，读断经书文句。《礼记·学记》曰："一年视离经辨志。"注曰："离经，断句绝也。"

湿病，亦蒙上文之热，谓反湿其首，望<sup>①</sup>湿物裹之。望除其热，当以因于湿首为句。如裹湿又为句，则湿首之湿，裹湿之湿，皆人为也。与上下文列言寒暑之病，因文义舛乖，不容于不辩。

或曰：先贤言温湿、寒湿、风湿矣，未闻有所谓湿热病者，考之《内经》，亦无有焉，吾子无乃失之迂妄耶？予曰：六气之中，湿热为病，十居八九。《内经》发明湿热，此为首出。《至真要大论<sup>②</sup>》曰：湿上甚而热，其间或言湿而热在中者，或曰热而湿在中者，此圣人爱人论道之极，致使天下后世不知湿热之治法者，太仆启之也。君其归，取《原病式》熟读而审思之，幸甚。

### 太仆章句

因于寒，欲如运枢，起居如惊，神气乃浮。

因于暑，汗，烦则喘喝，静则多言，体若燔炭，汗出而散。

因于湿首句，如裹湿句，热不攘句，大筋软短，小筋弛长，软短为拘，弛长为痿。

因于气为肿。云云。

### 新定章句

因于寒，体若燔炭，汗出而散。

因于暑，汗，烦则喘喝，静则多言。

因于湿句，首如裹句，湿热不攘句，大筋软短，小筋弛长，软短为拘，弛长为痿。

---

① 望：据下文"望除其热，当以因于湿首为句。如裹湿又为句"，当为"如"之误。

② 至真要大论：原作"至真大要论"，据《素问》改。

因于气为肿。云云。

## 倒仓论

经曰：肠胃为市，以其无物不有，而谷为最多，故谓之仓，若积谷之室也。倒者，倾去积旧而涤濯，使之洁净也。胃居中，属土，喜容受而不能自运者也。人之饮食，遇适口之物，宁无过量而伤积之乎？七情之偏，五味之厚，宁无伤于冲和之德乎？糟粕之余，停痰瘀血，互相纠缠，日积月深，郁结成聚，甚者如核桃之穰，诸般奇形之虫，中宫不清矣，土德不和矣。诚于中形于外，发为痈疽，为痨瘵，为蛊胀，为癫疾，为无名奇病。先哲制为万病丸、温白丸等剂，攻补兼施，寒热并用，期中病情，非不工巧，然不若倒仓之为便捷也。

以黄牡牛肉[1]，择肥者，买一二十斤，长流水煮糜烂，融入汤中为液，以布滤出渣滓，取净汁，再入锅中，文火熬成琥珀色，则成矣。每饮一钟，少时又饮，如此者积数十钟，寒月则重汤温而饮之。病在上者，欲其吐多；病在下者，欲其利多；病在中者，欲其吐下俱多。全在活法而为之缓急多寡也。须先置一室，明快而不通[2]者，以安病人。视所出之物，可尽病根则止。吐利后，或渴不得与汤，其小便必长，取以饮病者，名曰轮回酒。与一二碗，非惟可以止渴，抑且可以涤濯余垢。睡一二日，

---

① 肉：此字原脱，据文义补。
② 通：四库本此下有"风"字。

觉饥甚，乃与粥淡食之。待三日后，始与少菜羹自养。半月觉精神焕发，形体轻健，沉疴悉安矣。其后须五年忌牛肉。

吾师许文懿，始病心痛，用药燥热香辛，如丁、附、桂、姜辈，治数十年，而足挛痛甚，且恶寒而多呕。甚而至于灵砂、黑锡、黄芽、岁丹，继之以艾火十余万，又杂治数年而痛甚，自分为废人矣，众工亦技穷矣。如此者又数年，因其烦渴、恶食者一月，以通圣散与半月余，而大腑逼迫后重，肛门热气如烧，始时下积滞如五色烂锦者，如柏烛油凝者，近半月而病似退，又半月而略思谷，而两足难移，计无所出。至次年三月，遂作此法，节节如应，因得为全人。次年再得一男，又十四年以寿终。其余与药。

一妇人，久年脚气，吐利而安。

又，镇海万户萧伯善公，以便浊而精不禁，亲与试之有效。

又，临海林兄，患久嗽吐红，发热消瘦，众以为瘵，百方不应。召予视之，脉两手弦数，日轻夜重，计无所出，亦因此而安，时冬月也。第二年得一子。

牛，坤土也。黄，土之色也。以顺为德，而效法乎健，以为功者，牡之用也。肉者，胃之乐①也，熟而为液，无形之物也，横散入肉络，由肠胃而渗透肌肤、毛窍、爪甲，无不入也。积聚久则形质成，依附肠胃回薄曲折处，以为栖泊之窠臼，阻碍津液气血，熏蒸燔灼成病，自非剖肠刮骨之神妙，孰能去之？又岂合勺②铢两之丸散，所能窍③犯其藩墙户牖乎？窃详肉液之散溢，

---

① 乐：庚子本作"药"。

② 勺：原作"勾"，据庚子本改。

③ 窍：庚子本作"窥"。

肠胃受之，其厚皆倍于前，有似乎肿，其回薄曲折处，非复向时之旧，肉液充满流行，有如洪水泛涨，其浮莝陈朽，皆推逐荡漾，顺流而下，不可停留。表者因吐而汗，清道者自吐而涌，浊道者自泄而去，凡属滞碍，一洗而定。牛肉全重厚和顺之性，盎然涣然，润泽枯槁，补益虚损，宁无精神涣发之乐乎？正似武王克商之后，散财发粟，以赈殷民之仰望也。

其方出于西域之异人，人于中年后亦行一二次，亦却疾养寿之一助也。

## 相火论

太极动而生阳，静而生阴，阳动而变，阴静而合，而生水、火、木、金、土，各一其性。惟火有二，曰君火，人火也；曰相火，天火也。

火内阴而外阳，主乎动者也，故凡动皆属火。以名而言，形气相生，配于五行，故谓之君；以位而言，生于虚无，守位禀命，因其动而可见，故谓之相。天主生物，故恒于动，人有此生，亦恒于动，其所以恒于动，皆相火之为也。见于天者，出于龙雷，则木之气；出于海，则水之气也。具于人者，寄于肝肾二部，肝属木而肾属水也。胆者，肝之腑；膀胱者，肾之腑；心胞络者，肾之配；三焦以焦言，而下焦司肝肾之分，皆阴而下者也。天非此火不能生物，人非此火不能有生。天之火虽出于木，而皆本乎地。故雷非伏，龙非蛰，海非附于地，则不能鸣，不能飞，不能波也。鸣也，飞也，波也，动而为火者也。肝肾之阴，悉具相火，人而同乎天也。

或曰：相火，天人之所同，何东垣以为元气之贼？又曰：火与元气不两立，一胜则一负。然则，如之何而可以使之无胜负也？曰：周子曰，神发知矣，五性感物而万事出，有知之后，五者之性为物所感，不能不动。谓之动者，即《内经》五火也。相火易起，五性厥阳之火相扇，则妄动矣。火起于妄，变化莫测，无时不有，煎熬真阴，阴虚则病，阴绝则死。君火之气，经以暑与湿言之；相火之气，经以火言之，盖表其暴悍酷烈，有甚于君火者也，故曰相火元气之贼。周子又曰：圣人定之以中正仁义而主静。朱子曰：必使道心常为一身之主，而人心每听命焉。此善处乎火者。人心听命乎道心，而又能主之以静。彼五火之动皆中节，相火惟有裨补造化，以为生生不息之运用耳，何贼之有？

或曰：《内经》相火，注曰少阴、少阳矣，未尝言及厥阴、太阳，而吾子言之何邪？曰：足太阳、少阴，东垣尝言之矣，治以炒柏，取其味辛能泻水中之火是也。戴人亦言：胆与三焦寻火治，肝和胞络都无异。此历指龙雷之火也。予亦备述天人之火皆生于动，如上文所云者，实推广二公之意。

或曰：《内经》言火不一，往往于六气见之，言脏腑者未之见也。二公岂它有所据耶？子能为我言之乎？经曰：百病皆生于风、寒、暑、湿、燥、火之动而为变者。岐伯历举病机一十九条，而属火者五，此非相火之为病之出于脏腑者乎？考诸《内经》，少阳病为瘛疭，太阳病时眩仆，少阴病瘖①、暴瘖、郁冒、

①瘖（yīn音）：同"喑"，不能说话。

不知人，非诸热瞀瘈之属火乎？少阳病恶寒鼓栗、胆病振寒，少阴病洒淅恶寒振栗，厥阴病洒淅振寒，非诸禁鼓栗如丧神守之属火乎？少阳病呕逆，厥气上行，膀胱病冲头痛，太阳病厥气上冲胸，小腹控睾引腰脊上冲心，少阴病气上冲胸，呕逆，非诸逆冲上之属火乎？少阳病谵妄，太阳病谵妄①，膀胱病狂癫，非诸躁狂越之属火乎？少阳病胕肿善惊，少阴病瞀热以酸，胕肿不能久立，非诸病胕肿疼酸惊骇之属火乎？又《原病式》曰：诸风掉眩属于肝，火之动也；诸气膹郁病痿属于肺，火之升也；诸湿肿满属于脾，火之胜也；诸痛痒疮疡属于心，火之用也。是皆火之为病，出于脏腑者然也，注文未之发耳。以陈无择之通敏，且以暖炽论君火，日用之火言相火，而又不曾深及，宜乎后之人不无聋瞽②也。悲夫！

## 左大顺男右大顺女论

肺主气，其脉居右寸，脾、胃、命门、三焦，各以气为变化运用，故皆附焉。心主血，其脉居左寸，肝、胆、肾、膀胱皆精血之隧道管库，故亦附焉。

男以气成胎，则气为之主；女挟血成胎，则血为之主。男子久病，右脉充于左者，有胃气也，病虽重可治；女子久病，左脉充于右者，有胃气也，病虽重可治。反此者，虚之甚也。

---

① 太阳病谵妄：四库本无此五字。
② 聋瞽（gǔ 谷）：比喻欺骗、蒙蔽。

或曰：左心、小肠、肝、胆、肾、膀胱；右肺、大肠、脾、胃、命门、三焦，男女所同，不易之位也。《脉法》赞曰：左大顺男，右大顺女。吾子之言，非惟左右倒置，似以大为充，果有说以通之乎？曰：大，本病脉也。今以大为顺，盖有充足之义，故敢以充言之。《脉经》一部，谆谆于教为医者尔，此左右当以医者为言。若主于病，奚止于千里之谬。

或曰：上文言肝、心出左，脾、肺出右，左主司官，右主司府，下文言左为人迎，右为气口，皆以病人之左右而为言，何若是之相反耶？曰：《脉经》第九篇之第五章，上文大、浮、数、动、长、滑、沉、涩、弱、弦、短、微，此言形状之阴阳。下文关前关后等语，又言部位之阴阳；阴附阳，阳附阴，皆言血气之阴阳。同为论脉之阴阳，而所指不同若此，上下异文，何足疑乎！

赞曰：阴病治官，非治血乎？阳病治府，非治气乎？由此参考，或恐于经意有合。

# 茹淡论

或问：《内经》谓精不足者，补之以味。又曰：地食人以五味。古者年五十食肉，子今年迈七十矣，尽却盐醯①，岂中道乎？何子之神茂而色泽也？曰：味有出于天赋者，有成于人为者。天

---

① 盐醯（xī 希）：盐和醋。亦泛指调味品。

之所赋者，若谷菽菜果，自然冲和之味，有食人补阴之功，此《内经》所谓味也。人之所为者，皆烹饪调和偏厚之味，有致疾伐命之毒，此吾子所疑之味也。今盐醢之却，非真茹淡者，大麦与栗①之咸，粳米、山药之甘，葱、薤之辛之类，皆味也。子以为淡乎？安于冲和之味者，心之收，火之降也。以偏厚之味为安者，欲之纵，火之胜也。何疑之有？《内经》又曰：阴之所生，本在五味，非天赋之味乎？阴之五宫，伤在五味，非人为之味乎？圣人防民之具，于是为备。凡人饥则必食，彼粳米甘而淡者，土之德也，物之属阴而最补者也。惟可与菜同进，经以菜为充者，恐于饥时顿食，或虑过多，因致胃损，故以菜②助其充足，取其疏通而易化，此天地生物之仁也。《论语》曰：肉虽多，不使胜食气。《传》曰：宾主终日百拜，而酒三行，以避酒祸。此圣人施教之意也。盖谷与肥鲜同进，厚味得谷为助，其积之也久，宁不助阴火而致毒乎？故服食家在却谷者则可，不却谷而服食，未有不被其毒者。《内经》谓：久而增气，物化之常，气增而久，夭之由也。彼安于厚味者，未之思尔。

　　或又问：精不足者，补之以味，何不言气补？曰：味，阴也；气，阳也。补精以阴，求其本也。故补之以味，若甘草、白术、地黄、泽泻、五味子、天门冬之类，皆味之厚者也，经曰虚者补之，正此意也。上文谓形不足者，温之以气，夫为劳倦所伤，气之虚，故不足。温者，养也。温存以养，使气自充，气完③则形完矣。故言温，不言补。经曰劳者温之，正此意也。彼

---

① 栗：四库本作"粟"。
② 菜：四库本作"药"。
③ 完：庚子本作"充"。

为《局方》者，不知出此，凡诸虚损证，悉以温热佐辅补药，名之曰温补，不能求经旨者也。

# 吃逆论

吃，病气逆也。气自脐下直冲，上出于口而作声之名也。《书》曰：火炎上。《内经》曰：诸逆冲上，皆属于火。东垣谓：火与元气不两立。又谓：火，气之贼也。古方悉以胃弱言之，而不及火，且以丁香、柿蒂、竹茹、陈皮等剂治之，未审孰为降火，孰为补虚？

人之阴气，依胃为养，胃①土伤损，则木气侮②之矣，此土败木贼也。阴为火所乘，不得内守，木③挟相火乘之，故直冲清道而上④。言胃弱者，阴弱也，虚之甚也。病人见此，似为死证，然亦有实者，不可不知，敢陈其说。

赵立道，年近五十，质弱而多怒，七月炎暑，大饥索饭，其家不能急具，因大怒。两日后得滞下病。口渴，自以冷水调生蜜饮之甚快，滞下亦渐缓。如此者五七日，召予视。脉稍大不数，遂令止蜜水，渴时但令以人参、白术煎汤，调益元散与之，滞下亦渐收。七八日后，觉倦甚发吃，予知其因下久而阴虚也，令

---

① 胃：四库本作"脾"。
② 侮：四库本作"盗"。
③ 木：四库本作"大"。
④ 而上：四库本作"故而"。

其守前药。然滞下尚未止，又以炼蜜饮之。如此者三日，吃犹未止。众皆尤药之未当，将以姜附饮之。予曰：补药无速效。附子非补阴者，服之必死。众曰：冷水饭多，得无寒乎？予曰：炎暑如此，饮凉非寒，勿多疑。待以日数，力到当自止。又四日而吃止，滞下亦安。又，陈择仁，年近七十，厚味之人也。有久喘病，而作止不常。新秋患滞下，食大减，至五七日后吃作，召予视。脉皆大豁，众以为难。予曰：形瘦者尚可为。以人参白术汤下大补丸以补血，至七日而安。此二人者，虚之为也。

又，一女子，年逾笄①，性躁味厚，暑月因大怒而吃作，每作则举身跳动，神昏不知人，问之乃知暴病。视其形气俱实，遂以人参芦煎汤，饮一碗，大吐顽痰数碗，大汗，昏睡，一日而安。人参入手太阴，补阳中之阴者也，芦则反尔，大泻太阴之阳。女子暴怒气上，肝主怒，肺主气，经曰怒则气逆，气因怒逆，肝木乘火侮肺，故吃大作而神昏。参芦喜吐，痰尽气降而火衰，金气复位，胃气得和而解。麻黄发汗，节能止汗。谷属金，糠之性热；麦属阳，麸之性凉。先儒谓物物具太极，学者其可不触类而长、引而伸之乎！

## 房中补益论

或问：《千金方》有房中补益法，可用否？予应之曰：《传》

---

① 逾笄（jī 几）：指女子年龄超过十五岁，已经成年。笄，古代的一种簪子，用来插住挽起的头发，或插住帽子。女子十五岁是可以盘发插笄的年龄，即成年。

曰，吉凶悔吝生乎动。故人之疾病亦生于动，其动之极也，病而死矣。人之有生，心为火居上，肾为水居下，水能升而火能降，一升一降，无有穷已，故生意存焉。水之体静，火之体动，动易而静难，圣人于此未尝忘言也。儒者立教，曰正心、收心、养心，皆所以防此火之动于妄也。医者立教，恬澹虚无，精神内守，亦所以遏此火之动于妄也。盖相火藏于肝、肾阴分，君火不妄动，相火惟有禀命守位而已，焉有燔灼之虐焰，飞走之狂势也哉！《易·兑》取象于少女。兑，说也。遇少男，艮为咸。咸，无心之感也。艮，止也。房中之法，有艮止之义焉。若艮而不止，徒有戕贼，何补益之有？

窃详《千金》之意，彼壮年贪纵者，水之体非向日之静也，故著房中之法，为补益之助。此可用于质壮心静，遇敌不动之人也。苟无圣贤之心，神仙之骨，未易为也。女法水，男法火，水能制火，一乐于与，一乐于取，此自然之理也。若以房中为补，杀人多矣。况中古以下，风俗日偷[1]，资禀日薄，说梦向痴[2]，难矣哉。

---

①偷：浅薄，不厚道。《说文》："薄也。"

②说梦向痴：即痴儿说梦。指对傻子说梦话而傻子信以为真，比喻凭妄想说不可靠或根本办不到的话。宋·辛弃疾《水调歌头》："莫向痴儿说梦，且作山人索价，颇怪鹤书迟。"

# 天气属金说

邵子曰：天依地，地依天，天地自相依附。《内经》曰：大气举之也。夫自清浊肇分，天以气运于外而摄水，地以形居中而浮于水者也。是气也，即天之谓也。自其无极者观之，故曰大气。至清、至刚、至健，属乎金者也。非至刚，不能摄此水；非至健，不能运行无息以举地之重；非至清，其刚健不能长，上古而不老。

或曰：子以天气为属金者，固易卦取象之义，何至遂以属金言之乎？善言天者，必有证于人；善言大者，必有譬于小，愿明以告我。曰：天生万物人为贵，人形象天，可以取譬。肺主气，外应皮毛，《内经》谓阳为外卫，非皮毛乎，此天之象也；其包裹骨肉、腑脏于其中，此地之象也；血行于皮里肉腠，昼夜周流无端，此水之象也。合三者而观，非水浮地、天摄水、地悬于中乎！圣人作《易》，取金为气之象，厥有旨哉。

# 张子和攻击注[①] 论

　　愚阅张子和书，惟务攻击。其意以为正气不能自病，因为邪所客，所以为病也，邪去正气自安。因病有在上、在中、在下、深浅之不同，立为汗、吐、下三法以攻之。初看其书，将谓医之法尽于是矣。后因思《内经》有谓之虚者，精气虚也；谓之实者，邪气实也。夫邪所客，必因正气之虚，然后邪得而客之。苟正气实，邪无自入之理。由是于子和之法，不能不致疑于其间。

　　又思《内经》有言：阴平阳秘，精神乃治；阴阳离决，精气乃绝。又思仲景有言：病当汗解，诊其尺脉涩，当与黄芪建中汤补之，然后汗之。于是以子和之书，非子和之笔也。驰名中土，其法必有过于朋辈者，何其书之所言，与《内经》、仲景之意若是之不同也？于是决意于得名师，以为之依归，发其茅塞。遂游江湖，但闻某处有某治医，便往拜而问之，连经数郡，无一人焉。

　　后到定城，始得《原病式》、东垣方稿，乃大悟子和之孟浪，然终未得的然之议论，将谓江浙间无可为师者。

　　泰定乙丑夏，始得闻罗太无于[②] 陈芝岩之言，遂往拜之。蒙叱骂者五七次，趑趄[③] 三阅月，始得降接。因观罗先生治一病僧，

---

① 注：庚子本作“法”。
② 于：正脉本作“并”。
③ 趑趄（zī jū 资拘）：且前且却，即想前进却又不敢，犹豫不定。

黄瘦倦怠，罗公询①其病，因乃蜀人，出家时其母在堂，及游浙右经七年，忽一日，念母之心不可遏，欲归无腰缠，徒尔朝夕西望而泣，以是得病。时僧二十五岁，罗令其隔壁泊宿，每日以牛肉、猪肚甘肥等，煮糜烂与之。凡经半月余，且时以慰谕之言劳之。又曰：我与钞十锭作路费，我不望报，但欲救汝之死命尔。察其形稍苏，与桃仁承气，一日三帖下之，皆是血块痰积方止。次日只与熟菜稀粥将息，又半月，其人遂如故。又半月余，与钞十锭遂行。因大悟攻击之法，必其人充实，禀质本壮，乃可行也。否则邪去而正气伤，小病必重，重病必死。罗每日有求医者来，必令予②诊视脉状回禀，罗但卧听，口授用某药治某病，以某药监某药，以某药为引经，往来一年半，并无一定之方。至于一方之中，自有攻补兼用者，亦有先攻后补者，有先补后攻者。又大悟古方治今病，焉能吻合？随时取中，其此之谓乎！

是时，罗又言：用古方治今病，正如拆旧屋，凑新屋，其材木非一，不再经匠氏之手，其可用乎？由是又思许学士《释微论》曰：予读仲景书，用仲景之法，然未尝守仲景之方，乃为得仲景之心也。遂取东垣方稿，手自抄录，乃悟治病人，当如汉高祖踪秦暴③，周武王踪商之后④，自非发财散粟，与三章之法⑤，

---

① 询：正脉本作"诊"。

② 予：原作"其"，据文义改。

③ 汉高祖踪秦暴：秦王朝"法密于秋荼，而网密于凝脂"，广大人民"苦秦苛法久矣。"公元前206年，汉高祖刘邦帅起义军率先进入关中，为笼络人心，扩大政治影响，宣布废除秦朝苛法，与民约法三章。

④ 周武王踪商之后：是指周武王灭商后，封纣王的儿子武庚于殷，以安抚商遗民。

⑤ 三章之法：是汉高祖刘邦在秦末农民战争期间制定的三条简便的法律，"杀人者死，伤人及盗抵罪"，是说杀人、伤人和盗窃各当其罪。

其受伤之气，倦惫之人，何由而平复也？于是定为阴易乏，阳易亢，攻击宜详审，正气须保护，以《局方》为戒哉。

# 校注后记

## 一、作者生平及成书

朱丹溪，生于元至元十八年（1282）十一月二十八日，名震亨，字彦修。元婺州义乌人。因其出生地赤岸有溪名"丹溪"，学者遂尊之为"丹溪翁"，也称"丹溪先生"。丹溪"自幼好学，日记千言"（戴良《丹溪翁传》），"受资爽朗，读书即了大义"（宋濂《故丹溪先生朱公石表辞》）。三十岁时，"因母之患脾疼，众工束手，由是有志于医"（《格致余论·序》）。三十六岁时，师事著名理学家许谦于东阳八华山。许为朱熹四传弟子，学识渊博。数年后，学业大进，参加科举考试，以期跻身于仕途而失败。在许谦的鼓励下，四十岁时又重新习医，曾"渡浙河，走吴中，出宛陵，抵南徐，达建业，皆无所遇"（戴良《丹溪翁传》）之后，重返武林（今杭州），拜罗知悌（字子敬，世称太无先生，系金名医刘完素再传弟子）为师，授以刘、张、李诸书，尽得罗氏之学而归。丹溪以精湛的医术，高尚的医德，为广大病家所推崇和爱戴。数年之间，医名鹊起，"遍浙河东西以至吴中，罕不知有丹溪先生者"（吴之器《朱聘君传》）。元至正十八年（1358）六月廿四日逝世，终年七十八岁。当地人民为了缅怀一代名医朱丹溪，在赤岸修了"丹溪墓"，墓傍盖了"丹溪庙"，内塑丹溪像，以示纪念，现"丹溪陵园"已扩建为"丹溪养生文化园"，瞻仰者络绎不绝。

丹溪生活于元代，是时在异族统治下，民众倍受剥削压迫，生活贫困，但统治阶级却穷奢极欲，过着极度荒淫的生活；还有一部分士大夫由于消极苟安心理，整天醉生梦死，恣情纵欲。这些人常因酒色过度而致身体衰败，患疾丧生，如《格致余论·疟疾论》言："近年以来，五十岁以下之人，多是怯弱者，况嗜欲纵恣，十倍于前。"江南人体弱，受不得孟浪性烈之品，其地卑而热盛，湿热相火为病甚多。而当时《局方》盛行，"官府守之以为法，医门传之以为业，病者恃之以立命，世人习之以成俗"（《局方发挥》）。其书虽不乏配伍精妙之方，但讲述的是"方证对应"，没有临机应变，造成了滥用温热的危害。

丹溪痛恨《局方》盛行，翕然成俗而贻害，深悟湿热相火为病甚多，而历代医家未得发明，阴不足而阳有余之论未得表彰，深感掺古方以治今病，其势不能尽合，又知医之为书，非《素问》无以立论，非《本草》无以主方。于是追根溯源，尊《内经》及仲景之书，发挥经旨，参合理学，融会河间、戴人、东垣、海藏诸家，结合临床体验，作《格致余论》。其书"述《金匮》之治法，以证《局方》之未备"，抒发湿热相火、阳常有余阴常不足之学术思想，强调"阴易乏，阳易亢"，攻击宜详审，正气须保护，当以《局方》为戒，慎用燥热。

书成，思及"古人以医为吾儒格物致知一事，故目其篇曰《格致余论》"。格致，即"格物致知"，系儒家语。元代学者许谦将其作为探究理学的手段，丹溪为其弟子，承其学，取名"格致"，反映了其书要旨在于考证推论，探究医理。

## 二、版本流传情况

《格致余论》成书于元至正七年（1347），元代即有刻本。本书流传甚广，有单行本、合刊、丛书本，版本众多，现将有关版本情况介绍如下。

### （一）单行本

图 1　镇江市图书馆馆藏康有为鉴定本《格致余论》

**1. 元刻本**　现馆藏于镇江市图书馆，在《中国中医古籍总目》中著录此本为元刻本，清代康有为曾对此本做过鉴定，并在书前题记："此元版《东垣格致余论》二册，《局方发挥》一册，为虞山钱遵王所藏本，遵王收拾牧翁绛云之旧本，为藏书家第一。此书虽第一册末页少跋而抄补。其《面鼻遇冷得黑论》分订上下册，余则全书完好。六七百年旧物，到可珍矣。丙辰冬南海康有为更生藏而题之。"此本将《格致余论》《局方发挥》合刊，正文首页署名"金华朱彦修撰"，书名分别为《东垣格致》《东垣局方》。题记所提到的钱曾，字遵王，号也是翁，又号贯花道人、述古主人，为清代有名的藏书家、版本鉴定家。此版本虽经康有为鉴定为元刻本，但经项目组至镇江市图书馆实地考察，确定应为明刻本。（图1）此本书前无序，正文首页署名"金华朱彦修撰"。

**2. 明刻本**　国家图书馆馆藏有两种《格致余论》明刻本，分别为全本和残本，与康有为鉴定的明刻本不同，书前均有序，正文首页署名均为"金华朱彦修撰"。

**3. 清刻本**　中国医科大学图书馆馆藏日本宽文五年（1665）村上勘兵卫新刻本，中国医学科学院图书馆等馆藏日本宝历十年（1760）太田又右卫门刻本。北京大学图书馆等馆藏日本川胜又兵卫刻本。中国中医科学院图书馆等馆藏清文奎堂刻本。宁波市图书馆、首都图书馆、首都医科大学图书馆、天津中医药大学图书馆、青岛市图书馆、河南省图书馆、中国医科大学图书馆、广西壮族自治区图书馆馆藏清刻本。

**（二）合刊、丛书本**

**1.《古今医统正脉全书》本**

中国中医科学院图书馆馆藏《古今医统正脉全书》明万历二十九年（1601）步月楼刻本映旭斋藏板。由吴勉学校刻，刊于明万历二十九年，《格致余论》收入其中。

中国中医科学院图书馆馆藏明万历二十九年辛丑（1601）新安吴勉学校刻本。

### 2.《东垣十书》本

吴勉学、吴中珩父子校勘《东垣十书》共二十卷，收录有《格致余论》。《东垣十书》有近30个版本，国家图书馆、中国中医科学院图书馆等馆藏明嘉靖八年（1529）辽藩朱宠瀼梅南书屋刻本（图2）。南京图书馆、中国中医科学院图书馆、北京中医药大学图书馆等馆藏明吴门书林德馨堂刻本。中国中医科学院图书馆馆藏明万历二十九年（1601）步月楼梓行金陵蕴古堂百盛楼藏版。北京大学图书馆等馆藏明书林杨懋卿刻本。中国中医科学院图书馆馆藏清光绪七年（1881）广州云林阁刻本。

图2　国家图书馆馆藏《东垣十书》

明嘉靖八年辽藩朱宠瀼梅南书屋刻本

### 3.《丹溪全书十种》本

《丹溪全书十种》刊于清光绪二十六年（1900），汇辑《格致余论》《局方发挥》《丹溪心法》《脉诀指掌》《金匮钩玄》《活法机要》《证治要诀》《证治要诀类方》《医经溯洄集》《医学发明》等，共计十种。该书虽以丹溪命名，实际上是朱丹溪、王履、李杲等人相关著作的合编，是一部综合类中医著作。义乌图书馆、上海中医药大学馆藏清光绪二十六年庚子刻本。（图3）

图3　义乌图书馆馆藏《丹溪全书十种》

清光绪二十六年庚子刻本

### 4.《四库全书》影印本

《钦定四库全书》是在乾隆皇帝的主持下，由纪昀等360多位高官、学者编撰，3800多人抄写，耗时十年编成的丛书。《格致余论》收载于子部医家类。北京出版社2012年影印出版《文渊阁四库全书》本。

部分版本的差异举例见表1。

### 三、著作内容及学术特点

《格致余论》是朱丹溪的代表作，展示了其学术思想、临证特色，也确立了其学术地位。宋濂在《格致余论题辞》中说，丹溪应门人张翼等人之请，"著为书若干篇，名之曰《格致余论》"，"濂受而读之，见其立意深，察证详，未尝不叹用志之勤也。盖当大观之方盛行，世之人乌知有所谓《内经》之学，君独能崎岖数十里，必欲求师而受其说，虽险阻艰难，更婴迭挫，曾不为之少动，所以卒能成其学。……君之此书，其有功于生民者甚大，宜与三家所著，并传于世。"宋濂说的"三家"，指刘河间、张子

表 1 《格致余论》各版本比较

| 版本 | 镇江图书馆康有为鉴定本 | 国家图书馆明刻本 | 国家图书馆明刻本（残） | 国家图书馆《东垣十书》辽潘朱宠灌梅南书屋明嘉靖八年（1529）刻本 | 中国中医科学院《东垣十书》明万历二十九年（1601）步月楼梓行金陵蕴古堂百盛楼藏版 | 中国中医科学院《古今医统正脉全书》本 | 《四库全书》影印本 |
|---|---|---|---|---|---|---|---|
| 行格（正文第一页） | 11行20字 左右双边 | 10行17字 左右双边 | 10行18字 左右双边 | 11行20字 左右双边 | 10行20字 左右双边 | 10行20字 左右双边 | 8行21字 左右双边 |
| 版心 | 花口（东垣格致）、白鱼尾 | 黑口、双黑鱼尾，版心有书名（格致余论） | 黑口，双黑鱼尾，版心有书名（格致余论） | 花口（东垣格致，中间"余论"二字，版心下方有"梅南书屋" | 花口（格致余论）、单黑鱼尾 | 花口（格致余论）、单黑鱼尾 | 黑口、单黑鱼尾，版心有书名（格致余论） |
| 1. 序 | 无 | 有 | 有 | 有 | 无 | 有 | 有 |
| 2. 正文首页署名 | 金华朱彦修撰 | 金华朱彦修撰 | 金华朱彦修撰 | 金华朱彦修撰 | 金华朱彦修撰 新安吴中珩校 | 金华朱彦修撰 新安吴中珩校 | 金华朱彦修撰 |
| 3. 《涩脉论》 | 召子治之，子曰 | 召子治之，子曰 | 召子治之，子曰 | 召子治之，子曰 | 召我治之，子曰 | 召我治之，子曰 | 召子治之，子曰 |

和、李东垣，后人将这三人和朱丹溪并称为金元四大家。

## （一）著作内容

《格致余论》以"格致"命名，反映了其要旨在于考证推论，探究医理。书中共收集医论 42 篇，其中《阳有余阴不足论》《相火论》体现了朱丹溪鲜明的学术主张，为其倡导的养阴学说打下了坚实的基础。其余篇章大都围绕此基本观点而论述。如《养老论》《饮食色欲箴》《茹淡论》《慈幼论》讲述饮食调养上的清润滋养，《饮食色欲箴》《房中补益论》阐述"节欲"保养观点，《病邪虽实胃气伤者勿使攻击论》《虚病痰病有似邪祟论》体现了对虚证论治的审慎，对正气的保护。

《乳硬论》《经水或紫或黑论》《倒仓论》反映了朱丹溪对情志、气血、痰瘀致病的认识和治疗主张。《治病必求其本论》《痛风论》《鼓胀论》《呃逆论》《痎疟论》《疝气论》《痈疽当分经络论》等，反映了其临床体验之精辟见解。

书中还有《人迎气口论》《脉大必病进论》《涩脉论》讲脉象，《脾约丸论》《秦桂丸论》论方剂，《痛风论》《鼓胀论》《疝气论》涉及内科杂病诊治，《乳硬论》《受胎论》《难产论》《难产胞损淋沥论》《胎妇转胞病论》则讲述妇科病证诊治。

《张子和攻击注论》讲述了朱丹溪的求学历程，丹溪罗门求学的经历被传为医坛佳话。

## （二）学术特点

### 1. 阳常有余阴常不足学说

《格致余论》设《阳有余阴不足论》专论，论中云："人身之阴气，其消长视月之盈缺，故人之生也，男子十六岁而精通，女子十四岁而经行。是有形之后，犹有待于乳哺水谷以养，阴气始成，而可与阳气为配，以能成人，而为人之父母。古人必近三十、二十而后嫁娶，可见阴气之难于成，而古人之善于摄养也。"由此可见，人之生阴气之难成也。又云："主闭藏者，肾也，司疏泄者，肝也，二脏皆有相火，而其系上属于心。心，君火也，为物所感则易动，心动则相火亦动，动则精自走，相火翕然而起，虽不交会，亦暗流而疏泄矣。所以圣贤只是教人收心、养心，其旨深矣。"又云："夫以温柔之盛于体，声音之盛于耳，颜色之盛于目，馨香之盛于鼻，谁是铁汉，心不为之动也？"由此推论，丹溪得出人之生阴精易亏的结论，强调"人之生阳常有余而阴常不足矣"，从而创立阳有余阴不足理论，在医林中独树一帜，后世因此称其为"养阴派"。

### 2. 相火理论

相火理论是朱丹溪在《格致余论》中论述的重要内容。丹溪的相火论，一是指正常的阳气之动，所谓"天主生物，故恒于动，人有此生，亦恒于动，其所以恒于动，皆相火之为也"，这种阳气之动即相火，对自然界及人类均起着巨大的推动作用，所谓"天非此火不能生物，人非此火不能有生"。二是指妄动的邪火，即相火妄动，为人身之贼邪。朱丹溪指出，相火若反常而妄动，则疾病丛生，就成为人身之贼邪。至于引起相火妄动的原因，朱氏认为不外色欲无度、情志过极、饮食厚味等因素，如其所云："五脏各有火，五志激之，其火随起。"又云："醉饱则火起于胃，房劳则火起于肾，大怒则火起于肝。"造成相火妄动的病机，除五性厥阳之火相扇外，还与心火有关，"心动则相火亦动，动则精自走，相火翕然而起。"这实际上是从生理与病理两个方面，对相火的认识，既论述了相火对人体的重要作用，又阐发了相火给人体带来的危害。

### 3. 保护阴精思想

朱丹溪从自然界中天大于地、日明于月的现象，及对人身阴血难成易亏的观察，得出人身"阳有余阴不足"的结论，结合"人之情欲无涯"，引起肝肾相火妄动，阴精耗损，势必加重"阳有余阴不足"的状况，于是特别重视对阴精的保护。《格致余论·养老论》云："人身之阴难成易亏，六七十后，阴不足以配阳，孤阳几欲飞越，因天生胃气尚尔留连，又借水谷之阴，故羁縻而定耳。"《大病不守禁忌论》云："夫胃气者，清纯冲和之气，人之所赖以为生者也。"《脾约丸论》云："久病，大下、大汗之后，阴血枯槁，内火燔灼，热伤元气，又伤于脾，而成此证。……理宜滋养阴血，使孤阳之火不炽，而金行清化，木邪有制，脾土清健而运行，精液乃能入胃，则肠润而通矣。"所有论述都是对阳常有余阴常不足和相火理论的进一步佐证，同时彰显朱丹溪重视保护阴精的学术思想。

对于疾病的治疗，朱丹溪特别注重审视阴血的状况，见有阴血不足征象者，用四物汤加味治疗。如《胎妇转胞病论》："血少则胞弱而不能自举，气多有饮，中焦不清而溢，则胞之所避而就下，故坠。"治疗用四物汤加人参、白术、半夏、陈皮、生草、生姜，空心饮，随以指探喉中，吐出药汁。虽然病者有水饮当吐之，但因其血少，故以四物汤、人参、白术之类补胃养血之品为吐剂，祛邪而不伤正。丹溪认为"人之阴气，依胃为养"，所以在滋阴养血时，常通过补中气以养阴血。如《胎自堕论》言："予见贾氏妇，但有孕至三个月左右必堕。诊其脉，左手大而无力，重取则涩，知其少血也。以其妙年，只补中气，使血自荣。

时正初夏，教以浓煎白术汤下黄芩末一钱，服三四十帖，遂得保全而生。"此例中孕妇因血少喜堕胎，丹溪认为其年纪不大，勿需补血，通过白术汤补胃气达到补血的目的。

基于保护阴精的学术思想，朱丹溪重视养护人体正气，顾护胃气。对人体正气的调养保护，在《养老论》《慈幼论》《大病不守禁忌论》《醇酒宜冷饮论》《茹淡论》等篇名有充分的体现，《病邪虽实胃气伤者勿使攻击论》论用药："大凡攻击之药，有病则病受之，病邪轻而药力重，则胃气受伤。夫胃气者，清纯冲和之气也，惟与谷、肉、菜、果相宜。盖药石皆是偏胜之气，虽参、芪辈为性亦偏，况攻击之药乎！"《鼓胀论》论治法："理宜补脾，又须养肺金以制木，使脾无贼邪之虑；滋肾水以制火，使肺得清化之令。却盐味以防助邪，断妄想以保母气，无有不安。……知王道者，能治此病也。"说明其调养保护人体正气、养护胃气的思想十分明确。丹溪的这一认识源自于罗太无。，他在《张子和攻击注论》中载述：罗先生治一病僧，黄瘦倦怠，因念母思归而得病。罗令其每日以牛肉、猪肚、甘肥煮糜烂与之，经半月余，察其形稍苏，与桃仁承气，一日三帖下之，皆是血块痰积。次日只与熟菜、稀粥，将息半月，其人遂如故。因大悟攻击之法，必其人充实，禀质本壮，乃可行也，否则邪去而正气伤，小病必重，重病必死。牛肉之类属补中良品，先补胃气，再行攻邪，其顾护胃气观点十分明确。而书中的《倒仓论》，反映的也正是丹溪的养护胃气之举。论中说："胃居中，属土，喜容受而不能自运者也。人之饮食，遇适口之物，宁无过量而伤积之乎？七情之偏，五味之厚，宁无伤于冲和之德乎？糟粕之余，停痰瘀血，互相纠缠，日积月深，郁结成聚，甚者如核桃之穰，诸般奇形之虫，中宫不清矣，土德不和矣。诚于中形于外，发为瘫痪，为痨瘵，为蛊胀，为癫疾，为无名奇病。"宜采用便捷之倒仓方法，恢复胃气之冲和无碍。丹溪认为，肠胃为市，往往有糟粕停痰瘀血积聚于其回薄曲折处，阻碍津液气血，熏蒸燔灼成病，非丸散之类所易攻，而牛为坤土，肉为胃之喜，以牛肉煮液服用，有荡涤肠胃陈朽，而补益虚损之功，病人得吐利后，滞去而中宫清，而收便捷之效。

### 4. 气血痰瘀致病理论

朱丹溪关于气血痰瘀致病理论散见于《格致余论》多篇中，如《涩脉论》："人之所借以为生者，血与气也。或因忧郁，或因厚味，或因无汗，或因补剂，气腾血沸，清化为浊，老痰宿饮，胶固杂糅，脉道阻涩，不能自行，亦见涩状。"《养老论》："夫老人内虚脾弱，阴亏性急，内虚胃热则易饥而思食，脾弱难化则食已而再饱，阴虚难降则气郁而成痰。"《痛风论》："彼痛风者，大率因血受热已自沸腾，其后或涉冷水，或立湿地，或扇取凉，或卧当风，寒凉外搏，热血得寒，污浊凝涩，所以作痛。夜则痛甚，行于阴也，治法以辛热之剂，流散寒湿，开发腠理，其血得行，与气相和，其病自安。"《虚病痰病有似邪祟论》："血气者，身之神也。神既衰乏，邪因而入，理或有之。若夫气血两亏，痰客中焦，妨碍升降，不得运用，以致十二官各失其职，视听言动，皆有虚妄，以邪治之，其人必死。"诸多论述，足可显示丹溪对气血痰瘀致病理论的发明和倡导。

朱丹溪的气血痰瘀致病理论，揭示了情志、气血、痰瘀致病的病理变化，他提倡在治法上行气解郁，祛痰行瘀。《乳硬论》的"忧怒郁闷，昕夕积累，脾气消阻，肝气横逆，遂成隐核"论述，短短数语，将情志对发病的影响放到了突出的位置；《经水或紫或黑论》描述的"血为气之配，气热则热，气寒则寒，气升则升，气降则降，气凝则凝，气滞则滞，气清则清，气浊则浊"，强调了气血在病理上互为影响；《倒仓论》的"糟粕之余，停痰瘀血，互相纠缠，日积月深，郁结成聚……发为癃瘕，为痨瘵，为蛊胀，为癫疾，为无名奇病"，反映了医家对痰瘀在发病中的作用的看重。丹溪治族叔案，反映了丹溪治痰的实践，案载："族叔祖，年七十，禀甚壮，形甚瘦，夏末患泄利至深秋，百方不应。予视之曰：病虽久而神不悴，小便涩少而不赤，两手脉俱涩而颇弦。自言膈微闷，食亦减，因悟曰：此必多年沉积，僻在胃肠。询其平生喜食何物，曰：我喜食鲤鱼，三年无一日缺。予曰：积痰在肺。肺为大肠之脏，宜大肠之本不固也，当与澄其源而流自清。以茱萸、陈皮、青葱、蔍苜根、生姜煎浓汤，和以砂糖，饮一碗许，自以指探喉中。至半时辰，吐痰半升许，如胶，是夜减半。次早又饮，又吐半升而利止。又与平胃散加白术、黄连，旬日而安。"从患者病久神不悴和脉涩弦两点推测，丹溪认为是多年积僻为害，再通过询问患者的饮食偏好，而寻到病源为患者偏嗜鲤鱼，积痰在肺，因此治病求本，虽有泄利而不止利，反以祛痰为务。痰饮之成，可因血热受寒，瘀浊凝涩，或病热之人，其气炎上，或"内虚脾弱，阴亏性急，内虚胃热则易饥而思食，脾弱难化则食已而再饱，阴虚难降则气郁而成痰"。其因虽多，但以痰热夹杂多见，清热导痰之法，用竹沥、姜汁之类。对于痰积在上者，以吐法治之，用盐汤、参芦等探吐，使痰从上越。《治病必求其本论》载：东阳王仲，每日食物必屈曲自膈而下，且硬涩作微痛，脉右甚涩而关尤沉左却和，丹溪诊为瘀血之证，是气因郁而为痰，"为制一方，用韭汁半银盏，冷饮细呷之，尽韭叶半斤而病安。"

# 《浙派中医丛书》总书目

## 原著系列

格致余论　　　　　　　　重订通俗伤寒论
局方发挥　　　　　　　　规定药品考正·经验随录方
本草衍义补遗　　　　　　增订伪药条辨
金匮钩玄　　　　　　　　三因极一病证方论
推求师意　　　　　　　　察病指南
金匮方论衍义　　　　　　读素问钞
温热经纬　　　　　　　　诊家枢要
随息居重订霍乱论　　　　本草纲目拾遗
王氏医案·王氏医案续编·王氏医案三编　　针灸资生经
随息居饮食谱　　　　　　针灸聚英
时病论　　　　　　　　　针灸大成
医家四要　　　　　　　　灸法秘传
伤寒来苏全集　　　　　　宁坤秘笈
侣山堂类辨　　　　　　　宋氏女科撮要
伤寒论集注　　　　　　　宋氏女科·产后编
本草乘雅半偈　　　　　　树蕙编
本草崇原　　　　　　　　医级
医学真传　　　　　　　　医林新论·恭寿堂诊集
医贯　　　　　　　　　　医林口谱六治秘书
邯郸遗稿　　　　　　　　医灯续焰

## 专题系列

丹溪学派　　　　　　　　伤寒学派
温病学派　　　　　　　　针灸学派
钱塘医派　　　　　　　　乌镇医派
温补学派　　　　　　　　宁波宋氏妇科
绍派伤寒　　　　　　　　姚梦兰中医内科
永嘉医派　　　　　　　　曲溪湾潘氏中医外科
医经学派　　　　　　　　乐清瞿氏眼科
本草学派

## 品牌系列

杨继洲针灸　　　　　　　新浙八味
胡庆余堂　　　　　　　　楼英中医药文化
方回春堂　　　　　　　　朱丹溪中医药文化
浙八味　　　　　　　　　桐君传统中药文化